轻疗愈

敲除疼痛

THE TAPPING SOLUTION FOR PAIN RELIEF

[美] 尼克·奥特纳 著
(Nick Ortner)
成静 译

NICK ORTNER

新世界出版社
NEW WORLD PRESS

北京版权保护中心引进书版权合同登记号：图字 01-2023-4235 号

图书在版编目（CIP）数据

轻疗愈．敲除疼痛 /（美）尼克・奥特纳著；成静译．-- 北京：新世界出版社，2023.11
ISBN 978-7-5104-7713-3

Ⅰ．①轻… Ⅱ．①尼… ②成… Ⅲ．①情绪－自我控制－通俗读物 Ⅳ．① B842.6-49

中国国家版本馆 CIP 数据核字 (2023) 第 134690 号

轻疗愈：敲除疼痛

作　　者：[美] 尼克・奥特纳 (Nick Ortner)
译　　者：成　静
策　　划：中资海派
执行策划：黄　河　桂　林
责任编辑：刘　颖
责任校对：宣　慧　张杰楠
责任印制：王宝根
出　　版：新世界出版社
网　　址：http：//www.nwp.com.cn
社　　址：北京西城区百万庄大街 24 号（100037）
发 行 部：(010) 6899 5968（电话）　(010) 6899 0635（电话）
总 编 室：(010) 6899 5424（电话）　(010) 6832 6679（传真）
版 权 部：+8610 6899 6306（电话）　nwpcd@sina.com（电邮）
印　　刷：深圳市精彩印联合印务有限公司
经　　销：新华书店
开　　本：787mm × 1092mm　1/32　尺　寸：148mm × 210mm
字　　数：223 千字　印　张：10
版　　次：2023 年 11 月第 1 版　2023 年 11 月第 1 次印刷
书　　号：ISBN 978-7-5104-7713-3
定　　价：69.80 元

致中国读者信

TO MY CHINESE READERS,

THANK YOU FOR ALLOWING ME TO SHARE MY DISCOVERIES WITH YOU.

AS YOU WILL READ IN THE BOOK, THIS TAPPING TECHNIQUE HAS ITS ORIGINS IN ANCIENT CHINESE MEDICINE, SO I AM ESPECIALLY PROUD TO SHARE IT WITH YOU, AND AM GRATEFUL FOR ALL THE WISDOM YOUR CREATIVE AND INNOVATIVE PEOPLE HAVE GIVEN TO THE WORLD.

I HOPE YOU ENJOY READING IT AS MUCH AS I ENJOYED WRITING IT.

WITH BEST WISHES,

NICK ORTNER

致中国读者：

感谢你们阅读这本书。

事实上，情绪释放疗法与中国古代的某些疗法有着异曲同工之妙，所以得知本书将出版中文简体版，我深感荣幸。我想说，中华民族是一个充满智慧和创造力的民族，感谢你们奉献给这个世界诸多宝贵遗产。

写作此书对我而言是一种享受，同时，我也希望把这份美好的感觉传递给你们。

祝好！

尼克·奥特纳

轻疗愈

THE TAPPING SOLUTION FOR PAIN RELIEF

现在就开始憧憬没有疼痛的未来生活吧，开始想象每天早上起来没有疼痛、一身轻松的样子；开始想象自己正在做着曾经乐在其中却因疼痛不得已中止的事情。找到那一丝希望，便是找到了一切的答案。

翻开本书，采用情绪释放疗法，如果想获得最佳效果，请务必完成书中的练习。我曾经见证奇迹在成千上万的人身上发生，现在，轮到你了！

轻疗愈

推荐语

隋双戈　医学博士、中国心理学会注册督导师

欧洲认证 EMDR 创伤治疗督导师

在阅读本书的过程中，你会发现，情绪释放疗法消除的不仅仅是疼痛。随着敲击的进行，疼痛外表下隐藏的负面情绪，以及相关事件、自动思维、核心信念等，都会浮现，并得到妥当处理。随后，你将发现生活中的积极改变。

实践显示，即使没有疼痛，通过敲击释放压力也会让我们的生活更轻松、快乐和丰盛。

露丝·巴钦斯基（Ruth Buczynski）

美国国家行为医学临床应用研究所主席

如果你正经受着慢性疼痛的折磨，非常渴望得到缓解，尝试过很多方法却未能奏效，那么我建议你看看《轻疗愈：敲除疼痛》。

书中，尼克·奥特纳为我们解读了身体、情绪与压力之间的关系，还提供了能够缓解疼痛的疗法。我发现，他提出的这一疗法非常实用、简单易行，是身心医学领域的一项重大突破。

诺曼·希利（Norman Shealy）

美国国家综合医学研究所所长

疼痛是最常见的症状，它会告诉我们哪里出了问题，包括生理上的、心理上的或情绪上的。尼克在这本精彩绝伦的书里详细地分析了这些缘由，并提供了最简单有效的工具，让你从此摆脱疼痛困扰！

金·德埃拉莫（Kim D'Eramo）

骨科医生、认证急诊医师

情绪释放疗法能快速缓解疼痛症状，非常适用于急诊室和病患拥挤的医疗诊所。最重要的是，这本书能让患者痊愈！如果病人能读到这本书，整个医疗体系也将随之改变。

露易丝·海（Louise Hay）

《生命的重建》作者

我相信尼克·奥特纳的方法。尽管非常简单，但它却有着奇特的魔力。跟着尼克学习并使用敲击疗法后，我的各种压力都得到了释放，更神奇的是，健康状况也得到了好转。

杰克·坎菲尔德（Jack Canfield）

“心灵鸡汤系列丛书”著作人之一

如果你正遭受着慢性疼痛的折磨，那么这本书将带你走上新的旅程，过没有疼痛的新人生。尼克已帮助成千上万的人缓解了疼痛，你就是下一个。

克丽丝·卡尔（Kris Carr）

《全食物救命奇迹》作者

如果你正经受着慢性疼痛的折磨，忍受不了随之而来的压力和疲惫，就去找尼克·奥特纳。如果说有谁能将你从痛苦中解救出来，那么一定是他。

我已经亲身体验过情绪释放疗法，并且取得了惊人的效果，相信你也能通过这种简单的工具实现疗愈。就从今天开始使用情绪释放疗法吧，不用担心你会失去什么。健康的人生和千万种可能都在等着你！

安东尼·罗宾斯（Anthony Robbins）

世界潜能激励大师

多年来，我一直在向全世界的人们讲述选择以及行动的力量。如果你正经受着慢性疼痛的折磨，那么我建议你选择这本书，并且遵循书中的步骤进行练习。通过情绪释放疗法治愈疼痛的人如此众多，足以证明一切，就是这么简单。

韦恩·戴尔（Wayne Dyer）博士

《正能量：实践版》作者

不用怀疑了，情绪释放疗法真的管用，我找尼克治疗过，这个疗法对我的生活大有裨益。

克里斯蒂娜·诺尔斯特鲁普（Christiane Northrup）

《情感吸血鬼》作者

在美国，慢性疼痛的发病率甚至与流行病不分上下，许多疼痛患者不得不长期依赖止痛药生活。如今，尼克·奥特纳找到了一种新的治疗慢性疼痛的方法，它安全、自然、有效。这就是他在这本最新作品中为我们带来的好消息。

道森·丘奇（Dawson Church）

畅销书《基因里的魔鬼》作者

如果你自己，或者你爱的人正在与疼痛对抗，那么你需要的正是这本书。尼克·奥特纳用词简练，却非常精准地揭晓了许多关于疼痛的谜题，例如：疼痛不只是由疾病所致，所以常规疗法经常无法奏效。书中分享了许多重度慢性疼痛患者的真实故事，结合最新的研究成果，详细地说明了负面情绪和潜意识加剧疼痛的可能性及其原因。尼克用神奇的身体部位敲击疗法，引导读者缓解慢性疼痛。搭配合理的敲击顺序，能处理好各种常见的疼痛问题。书中实用的信息能让你从此摆脱疼痛束缚，只需动动手指，非常地简单快捷。

戴维·范斯坦（David Feinstein）

《能量心理学的承诺》合著者

疼痛是身体在以最自然、最生动的方式告诉你，什么不该做。但慢性疼痛可没那么好应付，全球大约有15亿人每天都在慢性疼痛中苦苦挣扎。他们每年花在治疗方面的费用高达几十亿，甚至几百亿美元，然而这些根本就没用，甚至还会影响其思维和大脑的运作。

本书的神奇之处在于，它展现了全新的、自然的且有效的方式，能解救这15亿疼痛患者的灵魂。很多读过此书的人都会觉得，这简直是上天的恩赐。

乔恩·加布里埃尔（Jon Gabriel）

畅销书《加布里埃尔的方法》作者

敲击疗法简单易行，也非常地有效，能缓解甚至治愈各种慢性疼痛。通过敲击改变思维，就能完全从生理疼痛中解脱出来，真是太神奇了！这本书叙述条理清晰，让人手不释卷。尼克·奥特纳教会我们如何激发隐藏在内心深处的自愈潜能。每一个想治愈身体的人都应该读一读这本书，其中的方法安全、自然，而且能永久地改善身体状况。强烈推荐！

THE TAPPING
SOLUTION FOR
PAIN RELIEF

推荐序1

隋双戈

医学博士、中国心理学会注册督导师

欧洲认证 EMDR 创伤治疗督导师

消解疼痛，梦想可成真

疼痛是我们大多数人再熟悉不过的了，国际疼痛学会（IASP）2020 年将“疼痛”定义为一种与实际的或潜在的组织损伤相关的不愉快感觉和情绪体验，或于此相似的经历。

《国际疾病分类》第十一次修订本（ICD-11）中将持续时间达到 3 个月的疼痛定义为慢性疼痛。《中国疼痛医学发展报告（2020）》显示，我国慢性疼痛患者超过 3 亿人，且正以每年 1 000 万～2 000 万的速度增长。

疼痛已成为继心脑血管疾病、肿瘤之后第三大健康问题，常常伴随焦虑、抑郁、失眠、失能及认知障碍等，严重影响人们的健康和生活质量。虽然很多人都体验过疼痛，但很少有人知道当自己感觉疼痛的时候，到底是哪儿痛。

"难道不是正在痛的部位吗？"

听说过幻肢痛吧？50%～80%的截肢患者仍能感受到已不存在的肢体疼痛。

这如何解释？对疼痛感受的判断、调控，取决于大脑。这为调控和消除疼痛带来了希望。

古今中外，人们想尽办法消解疼痛，从远古的报应猜想、神秘仪式，到神农尝百草、华佗治百病，再到现代医学对疼痛机制的精微探索，药物研发的巨资投入，对症手术、理疗方式层出不穷。我还在读大学的女儿竟然也提到，她的哲学论文想写"疼痛"这个主题，会比较、分析哲学家们关于疼痛的理论。然后，她又拿出一本名为《令人不适的美学》（*Aesthetics of Discomfort*）的图书。我看着封面，疼痛通过艺术形式的升华路径展现在面前。

当人们为解决一个问题而想出很多方法时，当不同的人都在探索同一个问题时，这个问题大概率是既常见又难以解决的。

时至今日，疼痛仍困扰着我们的生活，并不是因为我们没有办法，而是因为信息的阻隔。

我女儿上初中时，有些日子左上臂痛得厉害，别人摸一下，她都会痛得哭起来。我陪她去医院反复检查，都未见异常。奇异的是，痛点并不固定。医生和我都觉得心因性的成分很大，但她的痛不是装出来的，是真的痛！此时，她需要的不是医药、不是技术，而是爱与关心，是安全与陪伴。全家一起做了相应的调整后，这些症状消失了。多年之后再回顾这段经历时，就能看到当时她面临的压力和挑战，以及对家人陪伴的需要与症状的关联，疼痛与情境的关系初见端倪。

现在，越来越多的人认识到疼痛是一种表达，是躯体的语言。疼痛不仅在预警疾病、伤害的发生或风险，更代言了人类丰富情感中的负面情绪，以及相关的自我信念。

回想你在紧张焦虑时躯体的常见信号，也许就能理解尼克·奥特纳在《轻疗愈：敲除疼痛》中提到的：疗愈了情绪，就能疗愈疼痛；使用简单的轻敲身体某些部位的方式，就能在很短的时间内缓解甚至消除疼痛。

不使用药物、手术、医疗设备等有形治疗，敲击也能消解躯体痛苦？情绪释放疗法真的有效？这超出了大多数人的认知。

“我不是心理问题，是身体的，是真的痛。”这是在疼痛中挣扎的来访者常见的表述。

但我越来越多地接触到以非药物等医疗介入的方式消解疼痛的方法，在实践中不断见证了与情绪有关的或不明原因的疼痛的消解，甚至外伤、疾病所致疼痛的消解。

例如，我曾遇到一位中年男士，他在意外中胸椎遭遇贯穿伤，脊髓完全截断。在得到救治之后他因脊髓截断处电击般的疼痛频发导致无法安稳入眠向我求助。虽然这种疼痛与躯体创面直接相关，我还是答应了为他提供支持。我请他关注这些疼痛的感受，包括他当下的情绪、想法，带他做了双侧刺激的轻拍练习。在练习开始几分钟后，我看到他的眼睛亮了。

“咦，不疼了！”他说。

后来，这位男士反馈，当晚他就能正常入睡了，伤处虽然还会有疼痛，但程度明显下降，可以承受。

在冠状病毒感染的症状中，“刀片喉”是让人痛不欲生的一个典型症状。一位朋友代他家人向我求助，说该患者正常呼吸时咽喉都会刀割般疼痛，讲话都得声音很轻才行，更别说吞咽了。在与该患者视频连线时，我让她对疼痛感按 0～10 评分（0 中性，10 最痛），她打了 8 分。我带着她进行移空、轻拍等练习，大约进行了 40 分钟，她逐渐可以正常呼吸、大声讲话和吞咽了。疼痛感迅速下降，直到评分为 0。

作为接受过临床医学科班训练的专业人员，我本能地关注这些效果背后的机制。随着神经生物学、神经影像学和生物化学等学科的研究进展，相关机制已从不透明的“黑箱子”变成“毛玻璃”，能够越来越多地证实和解释临床现象。例如压力引发人体皮质醇的释放，增加焦虑、恐惧等负面情绪，并导致疼痛加重，形成恶性循环。

2020 年，克莱顿·斯台普顿（Crighton P.Stapleton）等人在《心理创伤》（*Psychological Trauma*）杂志上发文，与对照组相比，情绪释放疗法将实验组应激的生物指标——皮质醇的水平降低了 43%。与其他感觉系统不同的是，痛觉的感知可由大脑控制，例如大脑生成的内源性吗啡样物质（统称为内啡肽）可以调制痛觉信息。2022 年，尼克·奥特纳通过神经影像研究发现，敲击改变了大脑有关疼痛的工作网络。

此外，敲击的部位源于中医经络理论，也为机制探索增加了中医的厚重。正如尼克在《致中国读者信》中所写 ：“事实上，情绪释放疗法与中国古代的某些疗法有着异曲同工之妙。”情绪释放疗法也算是有着中医精髓的游子归来 ，疗愈疼痛安全、自然、有效。

在阅读本书的过程中，你会发现，情绪释放疗法消除的不仅仅是疼痛。随着敲击的进行，疼痛外表下隐藏的负面情绪，以及相关事件、自动思维、核心信念等，都会浮现，并得到妥当处理。随后，你将发现生活中的积极改变。

“只有爱自己、接纳自己，才能真正摆脱疼痛，过上自己想要的生活。”在本书塔拉的案例中，塔拉接触敲击疗法后，整个生活都发生了变化。塔拉在回想之前的生活时说 ：“如果能够给其他像我一样经受慢性疼痛折磨的朋友提个建议的话，我会请他相信这种疗法。”

实践显示，即使没有疼痛，通过敲击释放压力也会让我们的生活更轻松、快乐和丰盛。

尼克在本书中提供了大量实例和操作指引，能够让“小白”拾级而上，在渐悟中尝试简单的操作，在渐入佳境中自助、助人 ；更能让有一定基础者或助人工作者开阔视野，在工具箱里增加一份轻巧法宝，带来看似“神奇”，实为必然的效果。

疼痛与梦想之间，只差你在阅读与实践的一跃。

THE TAPPING
SOLUTION FOR
PAIN RELIEF

推荐序2

埃里克·罗宾斯（Eric Robins）
医学博士
国际知名的身心医学健康专家

敲出自愈力，做自己的疼痛疗愈专家

多年以来，作为一名注册泌尿科医师兼疼痛专家，我以能治疗各种“不可能治好”的慢性疼痛而在医疗圈小有名气。例如，有位50岁的病人在被慢性疼痛折磨多年而求助无门的情况下找到我；另一位病人，她才33岁，却因疼痛几乎无法走路；还有一位41岁的女士，因为遭受着剧烈的神经痛，仅日常生活的基本自理活动都能耗尽她所有的时间和精力。

这些病人都是抱着极其渺茫的希望来到我的办公室，但他们走出去的时候，身上的疼痛感都会有很大程度的减轻，甚至神奇消失。在接下来的几周或几个月里，他们的身体或许还会轻微地疼痛，但最终，疼痛会完全被治愈。

如果不是借助情绪释放疗法，我永远也无法帮到这些人（除了以上几位，来求医的其他病人不计其数)。我之所以敢底气十足地这样说，是因为日常工作中，我无数次地使用了这种方法。在过去的 15 年里，我见证了情绪释放疗法带来的不可思议的效果。而且，不止我一个人这样觉得。相比那些不采用情绪释放疗法的医生，采用这种疗法的医生就相当于在下国际象棋，而对方却在下五子棋。

那么，为什么在缓解疼痛方面，敲击能有如此神奇的功效呢？正如我意识到的那样，慢性疼痛往往与尚未解决的情绪问题有关。这一点得到了许多现代医学著作的论据支持。我们知道，生理性的疼痛是真实可感的，而得不到缓解的负面情绪所触发的心理机制又会加重疼痛并延长疼痛周期。这些负面情绪可能源于你很久以前的某段经历或者你最近的情绪波动。下面，让我详细解释一下。

在心理层面上，存在着两种与慢性疼痛有关的典型反应。第一种是慢性紧张与肌肉抽搐。随着肌肉的紧张收缩，肌肉组织内部开始供血不足，含氧量开始降低，疼痛由此产生。第二种是神经的超敏反应（即异常的、过高的免疫应答。即机体与抗原性物质在一定条件下相互作用，产生致敏淋巴细胞或特异性抗体，如与再次进入的抗原结合，可导致机体生理功能紊乱和组织损害的免疫病理反应。又称变态反应。——译者注)。当人们处在慢性的“战斗还是逃跑”状态（指机体一系列的神经和腺体反应将引发应激，使躯体做好防御、挣扎或者逃跑的准备。——译者注）时，会释放出压力荷尔蒙，这种荷尔蒙会对我们的敏化神经造成巨大影响。当这些神经被敏化（对刺激更敏感。——译者注）之后，任何疼痛感都会变得更加强烈。我们对疼痛的认知和感觉方式也会影响神经的敏化，因为焦虑情绪会导致身体释放更多压力荷尔蒙。

另外一件需要解释的事情是：即便是在遭受慢性疼痛的情况下，我们的身体仍具备自愈能力。但布鲁斯·立顿（Bruce Lipton）博士却在书里说，当身体处在压力状态时，细胞会进入保护/生存模式。这意味着，处在压力下的身体，自愈速度会减慢。只有当身体脱离压力状态，细胞恢复到正常模式时，疼痛才能得到持续的缓解。

敲击之所以对缓解慢性疼痛如此有效，是因为它可以帮助病人释放负面情绪，正是这些负面情绪令身体陷入压力状态。敲击能够解决他们由于过去或现在的某个特定事件造成的负面情绪问题。当大脑得到的信息是"此时放松紧张的肌肉和敏感的神经是安全的"时，身体就能恢复自愈能力了。而且，不仅能自愈慢性疼痛，还能顺带解决其他问题。

虽然我的专业是治疗慢性骨盆疼痛，但这种"生理反应造成疼痛"的理论适用于治疗身体任何部位的疼痛。

每一天，世界上都有无数人经受着慢性疼痛的折磨，他们非常渴望找到缓解疼痛的方法。所以，当尼克告诉我他要写这本书的时候，我非常高兴。敲击疗法缓解慢性疼痛的效果非常好，而尼克又能用通俗易懂的语言深入浅出地阐述这个复杂的课题。

因此我相信，许多人都将从这本书中得到期待的帮助。

这本书将带领你经历一段强大且有效的疼痛缓解过程。希望你能全身心投入，即使在一开始敲击疗法看起来是那么“奇怪”。敲击疗法将目标锁定为造成你疼痛的罪魁祸首——你的情绪、压力和过往创伤。一旦解决以上问题，身体的自愈能力就会完成剩下的工作，而你将像其他成千上万人一样，为所看到的、经历的不可思议而感到震撼。

轻疗愈

目 录

前 言

令人震撼的疼痛缓解疗法，效果难以置信

既然你已翻开此书，我猜想，你自己或者某个所爱之人可能正经受着某种身体疼痛的折磨。你们也许正在想办法解决这个问题，也很可能与其他慢性疼痛患者一样，正处于崩溃、愤怒、失望甚至抑郁当中。

我猜对了吧，疼痛可不是闹着玩儿的。痛感分很多种，从不太舒服到非常痛苦，甚至再到折磨。随之而来的情绪体验也同样糟糕，特别是当身体疼痛成为一种慢性病症的时候。

疼痛一直以惊人的方式限制着我们的生活，包括我们能做的事、能去的地方、与别人交往的方式、为世界创造的价值，以及我们在日常生活中呈现的样子等。随着疼痛不断加剧，我们被一天一天地消耗着。我们不断寻求解决办法，想要永远消除

这种疼痛，但诸多尝试都宣告失败。渐渐地，我们开始觉得自己仿佛再没有出头之日。以下是我从那些饱受慢性疼痛折磨的病人那里听来的一些话：

> 疼痛是持续的，永远不会消失。我只有不停地吃止痛药才有精力做点儿事情，但疼痛似乎永远不会消失。
>
> 大概10年前，我摔了一跤，脚部伤得很严重。到目前为止，我的脚已经做了6次手术，这让我痛苦不堪。我尝试了各种办法，但没有一种奏效。甚至，手术还加剧了疼痛，这让我非常愤怒。
>
> 我曾经努力坚强起来，但后背上的疼痛总是时隐时现，永远无法消除。

如果觉得上面的话有点儿熟悉，说明你不是一个人在战斗。在美国，超过一亿人正经受着慢性疼痛的折磨，而这还只是冰山一角。无论我身处世界哪个地方演讲，每次在讲台上问一句“谁正在经受慢性疼痛的折磨”，至少有1/3的观众举手。然而，他们从未参加过任何针对缓解疼痛的活动。

在西方文化背景下，我们最常被告知的解决疼痛的办法就是去找医生，做手术、打针或者吃药。上述方法都有各自的用武之地，但面对慢性疼痛，人们一致认为传统药物是不起作用的。我们期待吃药、打针、手术能在某种程度上缓解疼痛或者暂时麻醉神经，但通常会带来一些副作用，例如，加剧我们的情绪性疼痛。持续的生理上和心理上的疼痛循环，让人痛不欲生。

需要澄清的是，我并不是要反对医生或者西方医学。相反，本书建议大家将东西方医学结合起来，互相补充，进而找到一种持久的疼痛缓解疗法，获得应有的治愈。

本书提供的是一种令人震撼的疼痛缓解疗法，一开始，这种疗法看起来可能有点儿傻，但你很快就能看到它的力量所在。敲击疗法（也称情绪释放疗法，Emotional Freedom Techniques，简称EFT）是一种工具，在过去的20年里，我一直使用、教授这种工具，并且尽可能地将其传播到地球的每一个角落。

敲击疗法融合了东方的经络穴位按摩技术和西方的心理学，可以帮你找到可能导致身体疼痛的深层原因。在缓解疼痛和心理压力方面，它的效果令人难以置信。

2004年，我开始尝试情绪释放疗法。有一天早上，我起床之后发现脖子疼得厉害，但通过敲击，痛感竟在几分钟之内消失了。这让我非常震惊，因为以前落枕后，我都要等上好几天，忍受脖子、肩膀、背部的疼痛与僵硬，直到自己好起来。但这次，由于我采用了情绪释放疗法，疼痛和不适感竟然在几分钟之内迅速消失了。我可以舒舒服服地开始新的一天，这简直太神奇了！

类似的例子还有很多。很快，我开始将情绪释放疗法推荐给朋友和家人，并且发现他们也得到了类似的效果。不久之后，我想到一个听起来很疯狂的主意，那就是制作一部关于情绪释放疗法的纪录片。情绪释放疗法是如此有效，我必须和尽可能多的人共同分享。我从来没有拍过片子，而且，我必须调高信用卡额度才能支付这笔费用。最后，我和妹妹杰茜卡·奥特纳（Jessica Ortner）、好朋友尼克·波利齐（Nick Polizzi）一起把这部纪录片拍了出来。这也开启了我新的生活。

通过纪录片《轻疗愈》（*The Tapping Solution*），通过情绪释放疗法，我帮助全世界很多人创造出梦寐以求的新生活。而这一切的开端，是我们在 2007 年举办的为期 4 天的情绪释放研习班。

对“悲伤的膝盖”进行敲击，终于能轻松爬楼和散步

我们从几百名申请者中挑选了 10 位学员进入研习班，共同实践情绪释放疗法。第一次见到学员乔迪，是在她得克萨斯州的家里。她患纤维性肌痛（一种非关节性风湿病，临床表现为肌肉骨骼系统多处疼痛与发僵，并在特殊部位有压痛点。——译者注）已经长达 15 年，痛感主要集中在膝盖部位。在家的时候，乔迪一般会选择爬行，以避免走路带来的剧痛。晚上睡觉时，她经常被疼醒，一晚上甚至会醒来 20 次之多。

和乔迪对话几分钟后，我了解到两个情况。第一，在很小的时候，她经历过几次严重的创伤性事件，包括目睹父亲殴打母亲；第二，即使是在最黑暗的日子里，她仍然决定努力保持积极正面和创造力。尽管承受着常人难以想象的痛苦，乔迪依然充

满了正能量，不仅成为一名老师、治疗师、4个孩子的母亲、妻子，还是一位有理想的作家。更可贵的是，她下定决心突破人生，无论是在健康上还是写作上。

研习班开始的第一天，我们问乔迪，在她的膝盖开始疼痛时，生活中可曾发生过什么事情。乔迪告诉我们，当时她怀有身孕的女儿被确诊患上了艾滋病。在形容那个阶段的状态时，她用了“悲伤”这个词。于是，我们的情绪释放专家里克·威尔克斯（Rick Wilkes）针对她“悲伤的膝盖”进行了敲击。

乔迪因为无法帮助女儿摆脱困境而感到悲伤，针对这一“悲伤”进行敲击后，她竟然可以自己上下楼梯而不感到疼痛了。一开始，乔迪并不相信这种疼痛缓解能够持续下去，以为这不过是疼痛消失的少数几个时刻之一，悲观地认为疼痛很快又会故态复萌。但到了第二天，她竟轻松地进行了一次长距离散步。事实上，乔迪以前很喜欢散步，只是因为膝盖疼痛而不得不放弃。这次散步，是她多年来的第一次。

后来，乔迪才意识到，自己已经走在了整个疼痛人群的前面。这么久以来，她第一次相信，自己终于可以摆脱疼痛了！在接下来的几个月里，乔迪坚持每天敲击，有的时候甚至一天敲击多次。收获是，她能一觉睡到天亮，再也不会被疼醒了。

每天早晨醒来，乔迪都能精神百倍地开始崭新的一天。随着疼痛的消失，她终于能轻松地上下楼梯，于是，她的丈夫终于可以建造他们的梦想家园——一栋双层小阁楼了。乔迪又可以定期远足，并在两个月的时间里写完了两本书。要知道，在过去几年里，乔迪甚至连一部书稿都没完成。

另外，她和家人的关系也得到了改善。同样重要的是，乔迪的生活还发生了其他一些巨大变化。在研习班针对“悲伤的膝盖”进行敲击时，乔迪承认自己有一个习惯，那就是照顾周围的每一个人，却很少照顾自己。研习班结束后，她除了每天进行敲击，还特意学着慢下来，关注自己的身体，尝试更好地照顾自己。

研习班结束大约 7 年以后，2014 年，我又一次联系了乔迪，并为她的新生活感到非常激动。她依旧每天进行敲击，而膝盖再也没有疼过。“那次研习班之后，我一直住在两层的小阁楼里。”她说，“因此，我每天都会上下爬楼梯。”乔迪还有了新的事业：成为一位情绪释放专家，同时也是一位作者和演说家。

请务必跟随我的引导，每天完成所有练习

在本书中，你会遇到很多像乔迪这样的人——凯茜、鲍比、南希、维基、汤玛斯。像乔迪一样，他们每个人都是被慢性疼痛困扰很久后，才开始接受情绪释放疗法。在针对疼痛背后的事件进行敲击之后，他们最终成功摆脱了疼痛的困扰，获得了梦寐以求的新生活。

除了这些例子，我还将分享近期的一些科学发现。这些发现强有力地佐证了情绪释放疗法的科学性：

疼痛是如何产生的？

情绪和压力如何影响疼痛？

为什么情绪释放疗法能有效缓解疼痛？

在第2章中学习如何使用情绪释放疗法之后，在第3章，我们将通过审视压力和疼痛之间的关系，正式开启疼痛缓解之旅。接着，在第4章，我们需要回顾疼痛第一次出现时发生了哪些事情。

在第5章中，我们会详细研究你的诊断结果及其影响。如果你并没有得到任何医生的诊断结果，也可以跳过这一章。但我建议你在接受情绪释放疗法之前，最好找医生进行诊断。对身体的详细情况有一定了解之后，再使用情绪释放疗法消除疼痛，这一点很重要。

分析完你的诊断结果后，我们将在第6章处理一些尚未解决的心理问题，释放负面情绪。人们常常会惊诧地发现，生活经历与疼痛之间竟有如此深的联系，这就是我要在第7章了解你的过去以及童年重要经历的原因。即使你拥有快乐的童年，我还是希望你读完这一章。因为一些看起来微不足道的小事也有可能一直潜伏在身体里，在多年后造成你的慢性疼痛。

在第8章，我们将探索人们是如何拒绝改变的，包括在缓解疼痛这种积极行为方面的改变。在这一章，我们还要探究疼痛蕴含着的深层意义，以及身体试图通过疼痛向你传达怎样的信息。

在第 9 章，你将和身体、你自己以及生活建立一种新的关系。你将继续朝着没有疼痛的生活前进，然后在第 10 章许下你对未来生活的新愿景。你会发现，在这个愿景里，不仅你的身体不再受疼痛的折磨，你还会有其他方面的积极追求。

在疼痛缓解之旅中，我们将引导你学习敲击疗法，并完成一些练习，帮助你发现慢性疼痛背后的问题。如果想获得最佳效果，请务必完成这些练习。只有当你真的跟着练习做了，敲击疗法才能发挥作用。

我曾指导成千上万人进行敲击练习，许多人都能沉浸其中，并最终取得显著效果。开始阅读本书，让这段旅程开启你的新生活吧。

请务必完成书中的所有练习，更重要的是，尽量做到每天敲击。

我建议你在进行书中的大部分练习时，将过程记录下来。情绪释放笔记将帮助你更清晰完整地认识与疼痛相关的事件。将所有因素、事件整合起来，并在此基础上进行敲击，对缓解疼痛至关重要。

敲击时，要相信奇迹一定会发生

每个人的疼痛缓解之旅都有所不同，但对大多数人来说，这需要他们同时思考大事件和小细节，并且将它们联系起来。而一切的最终目的都是缓解疼痛。要想实现这样的目标，你需要一点一点地用心体会自己的细微变化。关注你的疼痛、情绪与观念，以及身体发生的细微变化，有助于更有效缓解疼痛。另外，情绪释放疗法还可以释放压力，让你身心舒畅。

多年以来，情绪释放疗法缓解疼痛的效果仍然令我惊叹，并激励着我。就好像发生在患者身上的奇迹，同样在我身上发生了。尽管情绪释放疗法背后有权威的科学支撑，在敲击的时候，你仍然要相信奇迹的存在。任何进步都是有价值的，即使只是一点点，你也要对此感到兴奋，要庆祝每一次小小的进步。

情绪释放疗法不仅能够缓解疼痛，帮你恢复健康，更能令人难以置信地、一次又一次地改变我们的生活。随着不断探索疼痛背后的深层原因，你不仅能够治愈身体的疼痛，还能治愈生活中受到的心理创伤。疼痛缓解之旅将让你发现，原来每个事件都是如此紧密地相连，并让你相信真正的改变是能够实现的。

现在就开始憧憬没有疼痛的未来生活吧，开始想象每天早上起来没有疼痛、一身轻松的样子；开始想象自己正在做着曾经乐在其中却因疼痛不得已中止的事情。找到那一丝希望，便是找到了一切的答案。翻开书，采用情绪释放疗法，朝着美好的未来前进吧。我曾经见证奇迹在成千上万的人身上发生，现在，轮到你了！

THE TAPPING
SOLUTION FOR
PAIN RELIEF

THE TAPPING SOLUTION FOR PAIN RELIEF

第 1 章

为什么释放负面情绪就能缓解疼痛?

我之所以青睐情绪释放疗法，是因为它非常简单，同时又对使用者、时间和地点没有任何要求。它对任何年龄段，以及存在任何病症的人来说同样有效。

试着走进自己的情感世界，对负面情绪进行敲击就能缓解你的疼痛，让你过上更健康、更有活力的快乐生活。

没有负面情绪的积压，将来就不会有它们转变成的疾病。

《轻疗愈》（*The Tapping Solution*）

那是一个安静的周日清晨，我刚坐下来，准备喝杯咖啡浏览新闻，享受早上的时光，却被《纽约时报》上的一篇头条新闻给搅乱了。新闻标题是这样的：医生发现了一条新的膝关节韧带。

又来了？ 2013 年年底我就读过类似的新闻，报道称人类已经解码人体奥秘——发现了一条“新”韧带。要知道，发现的不是一种新的基因、一种新的外科手术，或者一次药物学上的新突破、一种新的人体化学物质，仅仅是一条韧带而已！更令人震惊的是，美国每年都要实施 60 万例的膝关节置换手术。也就是说，我们已经花费大量时间来研究膝盖和韧带了。但眼前的这条新闻却说“我们还停留在寻找新组成部分的阶段”！

尽管新闻标题很可笑，但它清楚地提醒我：我们对身体仍然知之甚少，包括它的组成、机理以及如何治愈。这一点对于疼痛来说，更是如此。多年来我们得到的结论是：疼痛来自身体里发生的某种异常状况，某种真实存在的、棘手的状况。然而，尽管疼痛每天都困扰着全世界数以亿计的人（或许今天就困扰着你），我们却还不能完全搞清楚它背后的科学原理是什么。

以背部疼痛为例。在美国，背部疼痛是最常见的疼痛，包括误工费用以及劳保补偿金在内，每年由背部疼痛造成的损失超过 500 亿美元。那些下背部疼痛的人往往伴有腰椎间盘突出，他们因为这种疼痛夜不能寐、行动受限、备受折磨。

令人吃惊的是，学术研究领域至今还未发现任何结论性依据以证明腰椎间盘突出会引起疼痛，特别是慢性疼痛。事实上，研究发现，许多经过 X 光检查发现患有腰椎间盘突出的人并没有感到疼痛，而未患上腰椎间盘突出或未发现任何其他病变的人却称自己遭受着非常剧烈的疼痛。

乔治·华盛顿大学为此做了一项调查，调查结果刊登在《脊柱外科》（*Spine*）杂志上。该调查的研究员给 52 位下背部无痛感的病人照了腰部 CT，然后请对病人临床病史并不了解的神经放射科医生来看片子。医生们指出，35.4% 的病人，以及 50% 的 40 岁以上的病人都患有腰椎间盘畸形、腰椎间盘狭窄，或遇到其他随着年龄增长而产生的问题。这表明，一些常见的病变并不一定会带来疼痛。

请允许我再啰唆一次，因为我太清楚有多少被背部疼痛折磨的人，被告知是腰椎间盘突出所致，而许多做了无数次检查的人，明明被确诊患有腰椎间盘突出或腰椎间盘狭窄，却并没有感到疼痛。

关于疼痛的其他补充数据也都含混不清，甚至自相矛盾。我们通常认为，慢性疼痛或者腰椎间盘突出之类的疾病由年龄增长导致，然而，大部分经受背部慢性疼痛的都是中年人，年龄介于 30 ~ 60 岁之间。一些研究表明，年龄在 60 ~ 65 岁的人，背部慢性疼痛的情况呈减弱趋势。如果背部慢性疼痛真的与年龄有关，相比 45 岁的中年人，65 岁老年人中的疼痛案例应该更多，但事实恰好相反。这些数据让我们更加迷惑了。

将疼痛数据按年龄分组后，情况就更加混乱了。背部疼痛、偏头痛、颈部疼痛、面部和下巴疼痛、纤维性肌痛，以及复合性局部疼痛综合征等，在女性中的发病率均高于男性，但解剖学上却未曾证明这些疼痛与性别有关。

疼痛究竟从何而来？或许，所谓的“常识”，特别是关于疼痛与年龄、与身体的某些关联有关的“常识”都是片面的，甚至是错误的。

得益于大型功能图像库和核磁共振功能成像扫描技术，我们可以知道当一名病人的身体开始疼痛时，其大脑正发生着哪些反应。我们知道，大脑会给身体发出信号，指使身体制造出疼痛，而且，大脑同样可以消除疼痛。研究表明，恐惧和焦虑等情绪可以加剧痛感，其他负面情绪也会将短时疼痛转化为持久的慢性疼痛。

荷兰曾经做过一项关于负面情绪如何影响疼痛的研究。研究者邀请了 121 位女士，其中 62 位女士被诊断患有纤维性肌痛，受慢性疼痛折磨，剩下 59 位女士则没有这方面的困扰。研究者在用电子实验用具刺激受试者的同时，会让她们先回忆一些不带感情色彩的事件，再回忆一些感到愤怒或悲伤的经历。在这两种情况下，她们都会感到疼痛，但回想愤怒或悲伤的经历时，疼痛往往更为强烈。

一项由 150 名患者参与的独立随机控制性实验表明，相比没有接受认知行为治疗、继续等待的患者，那些接受了认知行为治疗、得以释放情绪的患者，他们感受到的疼痛、疲劳以及功能性残疾情况更乐观。那么，情绪和疼痛在身体中到底是怎样相互作用的?

大脑和身体能够以许多种不同的方式制造疼痛，并在程度和时长上对痛感产生影响。例如，抬起重物这样的身体动作可能会损伤你的背部，从而引起疼痛。在这样的情况下，你感受到的疼痛是即时的——就算不是立刻出现，也会在很短时间内感觉到。在疼痛出现之后，你的大脑和神经元会立刻行动起来，重构程序并发出警示,确保你将来不再受到类似的伤害,也就是将你置于“高度预警”状态。大脑的这种重构功能被称为神经可塑性。当我们遇到伤害后,大脑就会立刻产生因人、因事而异的神经可塑性变化。

有的专家认为，经历伤害后，大脑中产生怎样的神经可塑性变化以及产生的时间决定了疼痛的发生部位及时长。换句话说，你受到伤害的那一刻，以及随后几小时内的情绪状态，将在一定程度上决定着你的疼痛是否会演变为慢性疼痛，以及这种疼痛将出现在哪个部位以及哪几个部位。

如果你感受到一种新的、尖锐的疼痛，并且没有明显的病因，那么，别急着使用情绪释放疗法，先去咨询医生吧。疼痛是身体在与你对话，而医学可以准确地翻译出对话的内容，并且告诉你病情会不会恶化。

慢性疼痛是一种与情绪密切相关的病

一般来说，疼痛分为两种：剧痛和钝痛，后者又称为慢性疼痛。所谓剧痛，就是当身体受到疾病、伤害或者其他刺激时，神经系统做出的一种即时反应。当我们磕伤膝盖时感受到的疼痛就是一种剧痛。而慢性疼痛则不同。这种疼痛可能出现在任何部位，而且持续时间比较长，也许是几个月、几年，甚至是几十年。斯坦福大学疼痛管理中心的医学博士肖恩·麦基（Sean Mackey）认为，当疼痛越来越持久时，就会变成一种病。

仔细想想这句话。如果慢性疼痛本身成为一种疾病，那么疼痛就会被单独拿出来治疗，而它与伤害、残疾、创伤这类身体问题的关联也就更少了。这意味着，你可能被诊断为背部慢性疼痛，而它与腰椎间盘突出或者背部损伤没有半点关系。

疼痛本身就是一种诊断结果而不是症状，加上情绪与慢性疼痛之间的密切关系，医生可能会接着问你关于情绪变化、生活压力以及精神创伤方面的问题。紧接着，他会向你推荐一位临床医生，这位临床医生最好懂得情绪释放疗法。疼痛本身就是一种病，这个现实可能会彻底颠覆你对疼痛的理解，并为如何治疗疼痛提供新的可能。

幸运的是，人们渐渐意识到需要找到缓解疼痛的新途径。在美国，每年被慢性疼痛折磨的人数量超过一亿。他们当中许多人都被诊断出身体状况方面的异常，需要进行手术。

然而，令人难受的是，许多人在动过手术之后仍然感到疼痛，甚至比术前更加严重。例如，20% 接受膝关节置换手术的患者，在术后会一直经受慢性疼痛的折磨。

还有更多患者，手术后仍然需要花费大量金钱购买药物。这些药物给他们带来的副作用不可小觑，但对疼痛的缓解却短暂且效果微弱。很明显，尽管人们强烈渴望摆脱疼痛的困扰，但药物和手术并不能拯救他们。那么，到底什么样的方法才能持久地缓解疼痛呢？想知道我的答案吗？那就是情绪释放疗法。

1980 年，心理学家罗杰・卡拉汉（Roger Callahan）博士发明了思维场疗法（Thought Field Therapy，简称 TFT）。30 多年来，思维场疗法成功帮助千百万人缓解了慢性疼痛。这种疗法结合了东西方医学的精髓，同时从精神和肉体两个方面缓解疼痛。思维场疗法要求患者一边用指尖敲击身体的经络穴位，一边大声表达自己的情绪。见证了这种疗法的作用后，卡拉汉开始将它教授给其他专业人士。他有一名学生叫作加里・克雷格（Gary Craig），是毕业于斯坦福大学的工程师。

克雷格对卡拉汉的疗法进行了简化，并将之命名为情绪释放疗法。该疗法排列出了9个关键身体部位，形成了如今许多情绪释放专家都会使用的敲击顺序。就像克雷格所说，将他的情绪释放疗法和帕特里夏·卡林顿（Patricia Carrington）博士的敲击选择方法相结合，可以让敲击疗法变得人人可用，即使他们从未接受过专业训练。

有关穴位的科学

2013年，一篇刊登在《电子光谱学及相关现象杂志》（*The Journal of Electron Spectroscopy and Related Phenomena*）上的研究指出：CT成像技术证明，人体中确实存在众多穴位。这篇研究和其他研究一起，证明了人体穴位的解剖学意义。

这些研究指出，人体的各个穴位结构不同，且穴位所在的部位比其他部位的微血管更加多、更加密集。另一项独立研究还证明，穴位所在的部位比其他部位的局部氧分压（为溶解于血液中的氧所产生的张力——译者注）要高。

身心合一：对抗疼痛的方法就是找到被压抑的情绪

尽管已经见证情绪释放疗法带来的许多奇迹，我们还是会感到疑惑,到底是什么缓解了疼痛。肯定不只是敲击那么简单吧?事实上,就是这么简单。要想更好地理解为什么敲击对缓解疼痛如此有效,不妨看看坎达丝·珀特(Candace Pert)关于精神和肉体之间关联性的一个伟大发现。

在坎达丝·珀特进行实验研究的年代,人们绝对不会想到她的发现将改变药物学的未来。19 世纪 70 年代,珀特以女性研究者的身份来到由男性主宰的美国国立卫生研究院实验室工作。她成功地发现了阿片受体(Opiate Receptor),为其后来的"身心合一"理论提供了科学依据。

珀特在《情绪分子》(*Molecules of Emotion*)一书中解释道:"技术上的发明让研究情绪分子构成成为可能,让我们有机会理解情绪分子与身体之间的密切关系。据我研究,情绪连接了我们的意志和身体。"

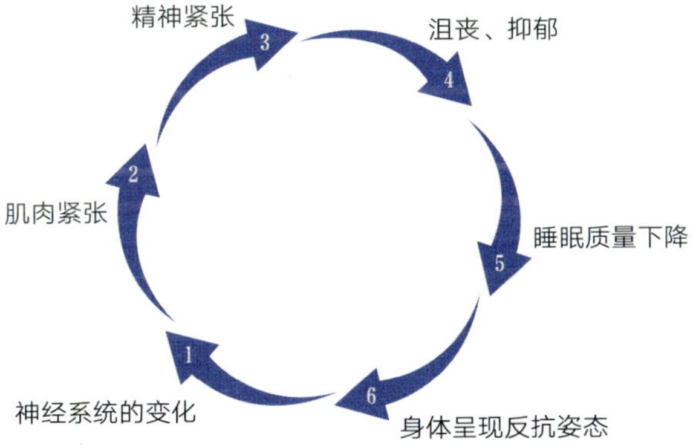

图 1.1 情绪演变为生理性病症的过程

珀特是一位药物学博士兼作家，同时也是一位蜚声国际的演说家。她的发现让我们开始理解类似慢性疼痛这样的病痛与情绪之间的潜在联系。珀特发现的阿片受体如同一个钥匙孔。它们与特定的钥匙——肽（Peptide）——相匹配，而肽就是珀特所说的“情绪方程式”的重要组成部分。

阿片受体漂浮在细胞的表面，就好像漂浮在池塘上的睡莲叶子一样。当阿片受体与合适的肽完美地结合在一起时，这个细胞的行为就能发生改变。换句话说，细胞会在任何特定时刻，根据其阿片受体与不同肽的结合，发生相应的行为改变。“放大来看，”珀特解释道，“这些细胞层面上的微观生理现象能够转化成行为、身体活动，甚至情绪方面的巨大变化。”

珀特的研究成果为“通过处理情绪问题能够治愈身体疾病”的理念提供了科学依据。就像珀特所说：“对于这些无法疗愈的情绪、不断堆积的割裂情感，人们往往束手无策，即便是主流医学模型对此也毫无办法。”

《别了，背痛》（*Healing Back Pain*）一书的作者约翰·萨诺（John Sarno）见证了珀特将其发现用于治疗病人的全过程。在接触了成千上万位病人之后，萨诺发现了一种生理和心理相关联的疾病，并将其命名为肌肉紧张综合征（Tension Myositis Syndrome，简称 TMS。最突出的症状是患者全身肌紧张力增高，包括紧张性木僵和紧张性兴奋两种状态。前者常有违拗症、刻板言语及刻板动作、模仿言语及模仿动作、蜡样屈曲等症状。——译者注）。

根据萨诺的说法，面对日常生活中的压力与欲望，我们会自然而然地产生一些负面情绪，尤其是愤懑。当愤懑不断累积又得不到纾解时，就会隐藏在我们的潜意识中。“愤懑不断累积就成了愤怒，可怕的、无意识的愤怒将继续演变成生理性病症。”

愤懑逐渐演变成生理性病症的过程并不稀奇，但传统疗法并不能轻易控制或阻止它。关于这一点，萨诺解释说：“如果必须在难过情绪和剧烈疼痛之间做出选择，大部分人都会选择前者，这并不奇怪。但我们的情绪系统处于无意识状态，所以在应对难过情绪的方式上通常毫无逻辑。”因此，我们常常无意识地将愤怒等负面情绪压抑在心里，而不是将它们表达出来。

一旦潜意识中被压抑的愤怒达到一定量，大脑就开始制造生理性病症了。比如，它会限制血液流到身体中的一个或多个区域，从而造成慢性疼痛。假如，数年前你曾有过一段不堪回首的离婚经历，现在你觉得往事成风，伤口已经愈合，一切成为过去。但实际上，在离婚那段时间，你的潜意识已经将愤怒隐藏起来了，只是你没意识到。

这就是潜意识的工作模式，它总是在你根本不知道或者不同意的情况下接管你的情绪。随着时间的推移，这种被压抑的愤怒会阻碍身体对某块肌肉的氧气供给，于是肌肉开始因缺氧而收缩，进而影响到附近的肌群。你可以通过攥紧拳头感受这个过程。当你将手攥紧时，你的前臂肌肉几乎同时感到紧张。就这样保持一段时间，让你的肌肉一直处于紧张收缩的状态后，你就会感到疼痛了。

设想一下，如果现在我要求你攥紧拳头。一分钟后，你的手可能会感到累。十分钟后，它也许会开始发疼，这是疼痛参与进来了。如果你就这样攥紧拳头一整天、一个月甚至一年呢？显然，你将感到疼痛，你的身体也会发生肌肉退化等各种问题。而且不仅仅是你的手，包括手腕和胳膊都会出现问题，甚至到最后，肩膀也会受到牵连。事实上，这样的情况可能发生在你身体的任何部位。你感到紧张，肌肉开始收缩、供血受阻，最终感到疼痛。

根据萨诺的理论，对抗肌肉紧张综合征的唯一办法就是找出引发疼痛的情绪原因："当患者开始意识到愤怒或其他负面情绪的存在时，这些情绪仍然阻止着他们产生这样的意识。消除这些威胁性情绪后，患者才不需要通过肌肉收缩来做出反抗，疼痛也就消失了。"得益于萨诺的发现，我们可以通过找到身体与情绪之间的连接，释放出全部的负面情绪，进而缓解疼痛。

即使无法马上找到压抑心底的愤怒（毕竟它们被压抑着），你也可以想想心里是否有些情绪没有释放出去，甚至未曾察觉。想一想，也许正是你的某种未被完全释放和发泄的情绪，导致肌肉的紧张和收缩。仅仅是这种初步认识，就对你的治疗效果大有裨益。后文中，我们将会详细阐述这个理念。

出于自我保护，大脑有一种负面思维倾向

探究情绪和大脑如何影响疼痛时，我们必须知道，人类大

脑在进化过程中往往更加关注负面而非正面的结果。出于自我保护的动机，我们常常会做最坏的打算。这是一种负面思维倾向。里克·汉森（Rick Hanson）博士在他的书《重塑正能量》（*Hardwiring Happiness*）中对这个概念进行了更为详细的解读：

> 我们的祖先会犯两种错误：一是认为树林里有老虎，而事实上并没有；二是认为树林里没有老虎，但真的有。第一种错误的代价是产生不必要的焦虑，而第二种错误的代价就是付出生命。
>
> 由此造成的结果是，为了避免犯第二种错误，我们在不断重复第一种错误。因此大脑的默认设置变成了夸大威胁，低估机会以及我们应对威胁的能力。我们不断强调符合这种认知的信息，同时忽略或否认与之对立的证据。在杏仁核中甚至还有一些特别的区域是专门用来阻止我们忘记恐惧、阻止我们走出童年阴影的。
>
> 也就是说，我们的大脑预先充满了对威胁的恐惧，而事实上这些威胁比我们想象的要小得多，而且更容易控制。同时我们又低估了机会的存在，尽管这些机会比我们想象的要大得多。事实上，我们将自己的大脑调成了“纸老虎妄想模式”。

大多数人都感受过汉森所说的“恐惧的独特力量”，因为千百万年来，它们深深烙在我们的潜意识里。就拿你的日常生活来说吧。假设在游泳时受了伤，那么你很可能像大多数人一样，在接下来的几个月里避免下水。但如果你采取了某种措施缓解了疼痛，甚至感觉更加舒服，也许当场就忘了受伤这回事。这就是大脑工作的基本原理。

换句话说，因为大脑经历了那样的进化过程，我们总是将负面经历看得更重。《思考，快与慢》（*Thinking, Fast And Slow*）的作者、心理学家丹尼尔·卡尼曼（Daniel Kahnemann）证明：相对于获得好处，大多数人宁愿付出更多以避免损失。这一发现让他获得了诺贝尔经济学奖。在一段亲密关系里，我们通常需要至少 5 次的积极互动来平衡一次消极接触。而对刚刚开始努力生活的人来说，他们需要的满足感至少是挫败感的 3 倍之多。

回过头想想，假如你度过了美好的一天，心情愉悦，身体也没那么疼。但就在这一天快要结束的时候，你听到邻居说了一句刺耳的话。那么晚上入睡前，你是会想着今天的身心舒畅，还是辗转反侧，反复琢磨邻居的话呢？大多数人会选择后者，这也证明了我们的大脑存在着负面倾向。

我们再来看看大脑内部的运作机制。当我们承受压力时，大脑中掌管情绪和身体疼痛的杏仁核就会被激活。而且一般来说，相对于正面经历，它更容易被负面经历激活。我猜，你肯定想知道这与情绪释放疗法和缓解疼痛有什么关系。正如我与汉森一致认为的那样，大脑的负面倾向给身体强加了不必要的压力。

当你的身体感受到压力或者威胁时，就会分泌大量皮质醇(Cortisol)，一种被称为“压力荷尔蒙”的物质。你感受到的威胁，可能来自身体，比如刚躲过一辆飞驶过来的汽车；也可能是精神上的，比如感到焦虑、生气或者害怕。当你长时间处于压力状态，你的身体就会释放大量的皮质醇，你将很容易感到疼痛，又很难缓解以及治愈它。而当你情绪积极、身体放松时，皮质醇水平自然就会降低，身体也更容易从疼痛或者伤害中恢复过来。

敲击疗法如何介入疼痛原理？

在以上论述中，我们探究了身体、情绪以及压力如何相互作用，最终制造出疼痛。那么，敲击疗法是如何介入疼痛原理，进而缓解疼痛并与身心进行互动的呢？

尽管我们还未完全掌握情绪释放疗法缓解疼痛的工作原理，但越来越多的专家已经研究过该课题。在一项双盲测试中，道森·丘奇博士发现，受试者在接受了 1 小时的情绪释放疗法后，皮质醇水平平均下降了 24%。而仅仅面谈 1 小时，不使用情绪释放疗法，受试者的皮质醇水平下降幅度则低得多。

皮质醇水平的下降也许只能部分解释敲击疗法在缓解疼痛方面的作用，但大量研究证明，情绪释放疗法确实可以缓解疼痛。雅典的红十字医院曾做过一项随机控制实验：患有紧张性头痛的患者在接受了情绪释放疗法后，头疼的发作频率和程度至少降低了50%。还有一项针对216名护工的实验表明，接受为时1天的情绪释放疗法后，他们的疼痛程度减轻了68%。除此之外，一群患有纤维性肌痛的老兵，在采用情绪释放疗法之后，疼痛也得到了很大程度的缓解。

研究表明，针灸和穴位按摩都能通过增加内啡肽（Endorphin）来缓解疼痛。因为敲击可以在降低皮质醇的同时按摩穴位，它很可能和针灸一样，也可以令身体释放更多内啡肽，从而缓解疼痛。

敲击法治愈了困扰他5年的幻肢疼痛

许多研究反复证明，相当一部分截肢病人的残肢部位都遭受着慢性疼痛的啃噬。美国国立卫生研究院指出，近80%的截肢病人都受此折磨，其中许多人感受到的痛感非常剧烈。

有趣的是，情绪释放疗法对于幻肢疼痛有着特别的疗效。我的朋友、伦敦情绪释放专家凯里·曼（Carey Mann）接触过一位叫本·麦克贝恩（Ben Mcbean）的遭受幻肢疼痛的病人。

本以前是一名士兵，2008年在阿富汗的时候，由于踩中地雷而失去了右腿和左臂。5年来，本一直经受着幻肢疼痛，从轻微的疼痛一直发展到相当严重的程度。

在为本治疗的过程中，凯里一边让他回忆爆炸当天的恐怖瞬间，一边为他敲击身体部位。就在本回想爆炸瞬间和随后的灼烧感，以及伴随其中的几种激烈情绪时，凯里让他把自己从回忆中拉出来。接着她要求本以现在的更成熟的身份回到过去，对年轻的自己说："一切都会好起来的。"

接着，本继续敲击身体部位的同时，释放由这些回忆引起的恐惧和焦虑，避免情绪堆积产生疼痛。每当情绪就快要爆发的时候，凯里就让本停下来，请他针对性敲击那些记忆碎片，直到回忆被彻底清除。（本书会用大量篇幅详细介绍这种疗法，因此，你将有足够的时间亲身体验。）

治疗结束时，本的幻肢疼痛得到了很大缓解。事实上，那已经不能算是疼痛了，更像是一种轻微震动。接着治疗了 3 周后，本的疼痛彻底消失了。这是他失去右腿和左臂之后，第一次不用带着疼痛生活。同时，他也不用再浪费时间和精力关注自己的残肢部位了。

类似的例子还有很多。例如，某人因背部疼痛什么事也做不了，但身体其他部位如腰椎却健康强健，没有任何病痛。这说明，大脑在没有明显外部诱因的情况下，也能制造非常真实的身体疼痛。幸运的是，我们能够借助越来越多的研究，更好地理解什么是疼痛，并找到缓解疼痛的方法。

至于情绪释放疗法为什么能缓解慢性疼痛，我们至少可以部分地做出这样的解释：它能够实现人体经络的通畅。

经络研究最早起源于古代中国。你可以把经络想象成身体中的光纤网络系统。这个网络系统通常附带电荷，并且运载着超过人体所有神经系统或化学系统所能承载的海量信息。有人认为，情绪释放疗法是通过处理情绪和思想，以及疼痛等身体状况直接作用于这些经络的。因此，情绪释放疗法能够比其他方法更加直接快速地找到引起慢性疼痛的根本原因。

情绪释放疗法能够直接针对杏仁核发出令其平静和放松的信号，因此，可以帮助我们更快地克服大脑的负面倾向。当大脑不再那么敏感、不再那么风声鹤唳，它会重新思考，重新关注那些类似疼痛缓解、快乐以及放松等积极体验。下面这个案例会让你认识到敲击疗法是多么强大。

“我未曾想过妈妈的去世和我的牙疼有关”

“简直糟透了！”凯茜表示。在过去的三年半里，她一直被牙疼和感染困扰，这让她痛苦不堪。自从接受了包括骨头移植在内的大型齿科手术后，凯茜便一直依赖抗生素和止疼药生活。但几年过去了，疼痛还在加剧。凯茜开始意识到，传统药物可能根本无法治愈她的疼痛。出于对恢复正常生活的迫切渴望，凯茜努力寻找者其他方法。在一次论坛上，我们相遇了。

那是论坛开始的第一天。吃过午饭后，凯茜很沮丧，觉得疼痛将永远无法治愈。但她还是说服自己回到座位上，接着听下一个人的演讲，而那个人就是我。尽管她从来没有听说过我，也没有听说过情绪释放疗法，但当我问起谁愿意到台上来与大家分享一下自己的故事，并尝试接受情绪释放疗法时，她还是举了手。

凯茜上台后，我先针对她对上台尝试这种不知所谓的疗法产生的焦虑进行敲击。接着，我问了她一个关键问题："最开始牙疼时，你的生活中是不是发生了什么变故？"

凯茜沉默了一会儿。她想起来，当时，她的母亲在去往拉斯维加斯的家庭旅行中去世了。很明显，直到站在台上、面对着 3 000 多人时，凯茜才意识到自己的牙疼与母亲的去世有关。

接着，我围绕凯茜关于母亲去世的记忆，包括她的悲伤以及相关情绪做了一些敲击治疗。大约 25 分钟后，凯茜的疼痛几乎全部消失了。三年半以来，凯茜第一次摆脱了牙疼。她为此感到非常惊讶，其他学员也都替她高兴。

此后，我和凯茜一直保持着联系。她写信告诉我，会议结束的几天后，牙疼又回来了。为了防止情况恶化，她马上阅读了我送给她的《轻疗愈》（也就是我的第一本书）。

阅读这本书后，她学会了独立使用情绪释放疗法，并试着走进自己的情感世界，剖析情感原因（在台上时，我们没有机会深入展开）。后来，牙疼完全治愈了，而且再也没有反复。

几个月后，凯茜再次发邮件给我，阐述了她所做的这一切。

针对失去妈妈的悲伤情绪进行敲击，牙疼彻底好了！

嗨，尼克，

第一次牙疼，是因为我吃糖时弄坏了一颗牙齿。我想修补这颗牙，但牙医说这需要借助另一颗好牙的支撑，也就是我总感觉疼痛的那颗。后来，我换了一位牙医。新牙医用了更多的牙来做支撑，就像你在X光片里看到的一样。现在这位牙医正尽其所能为我修补坏掉的那颗牙齿。整个过程如下：

- 一颗牙坏掉了。
- 另一颗牙来搭桥，于是好牙也变坏了……
- 换新牙医。
- 在变坏的好牙上打个桩。
- 妈妈去世……
- 牙桩坏掉了。
- 旁边的牙也坏掉了（不知道为什么）。
- 把坏牙拔掉。
- 进行牙齿移植。
- 移植失败（此时我极度沮丧）。
- 进行骨移植。

- ⊙ 没用。
- ⊙ 进一步骨移植（这次用了大量麻醉药）。在两次骨移植中，他们拿出之前种植的牙桩，抹上抗生素又放了回去！天哪！拿出旧骨头，又放进去新骨头。
- ⊙ 第二次骨移植受到感染。
- ⊙ 每 6 ~ 8 周就要上一次抗生素(在将近 3 年的时间里，我已经对抗生素产生依赖)。
- ⊙ 我在华盛顿特区认识了你。接受了你的情绪释放疗法，牙疼奇迹般消失！真是太棒了！
- ⊙ 3 天后，牙疼又来了。我阅读《轻疗愈》，针对失去妈妈的悲伤情绪进行敲击。这一次，牙疼彻底好了！
- ⊙ 治疗牙疼的过程中，每次去医院都要拍 X 光片，有时候也会因为感染专门跑去拍 X 光片。

我坚持敲击了 8 个月，现在什么疼痛都没有了。同时，我的牙齿也没有再感染过，也不依赖抗生素了。我想告诉你的是：我每天都在为你祷告，为你爱的人祷告，以及为你愿意帮助经受疼痛折磨的人找到疼痛根源的这份热忱祷告。

人们往往看不到离自己最近的东西，就如我未曾想过妈妈的去世和我的牙疼有关。

凯茜不再牙疼了，真让人兴奋。但更加神奇的是，牙齿感染问题也同样解决了。在之前的三年半里，她的牙齿感染问题是那么严重。使用情绪释放疗法消除疼痛后，凯茜还专门去拍了X光片了解牙齿感染的情况。

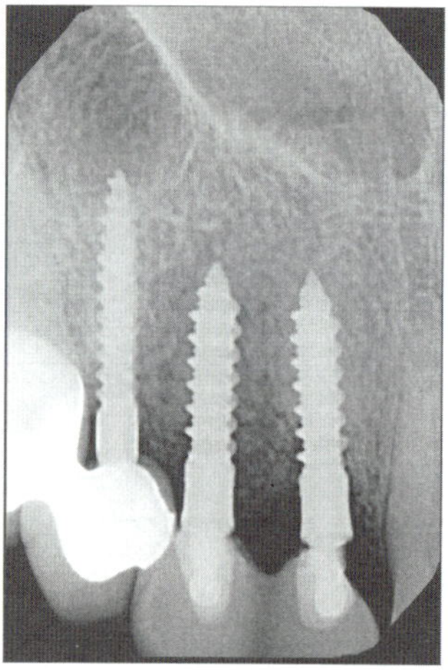

图 1.2　敲击前的牙齿状况

注：阴影部分是凯茜的牙齿感染状况

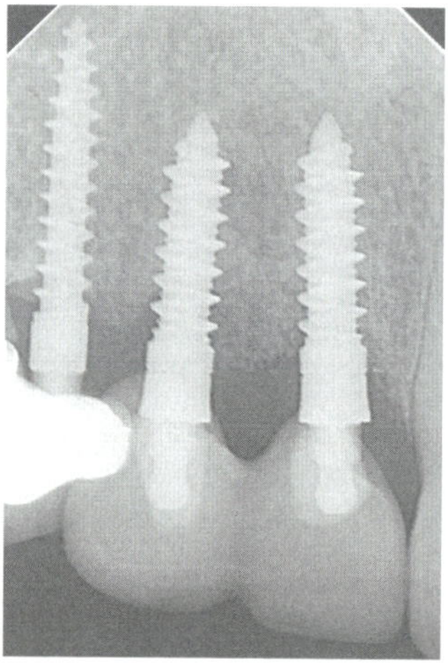

图 1.3　敲击后的牙齿状况

注：阴影部分是凯茜的牙齿感染状况

凯茜和医生都惊奇地发现，仅仅在最开始使用情绪释放疗法的两个星期之后，感染便全部消失了。她甚至把敲击前后的X光片给我寄过来了。在第二张X光片中，之前阴影的部分变亮了。这表示感染已经治愈，凯茜不再感到牙痛了。

在我收到这些X光片几周后，凯茜参加了为期3天的情绪释放研习班，再次与我分享了她的故事。“三年半以来，我终于第一次不用再经受牙疼的折磨，终于可以大声地笑出来。我真是太开心了。”

通过释放因为母亲去世而引起并郁积的负面情绪，凯茜最终实现了传统医疗无法实现的愿望，治愈了慢性牙疼和感染。凯茜的故事有力地证明，情绪与身体之间存在着紧密的联系。

我之所以青睐情绪释放疗法，因为它非常简单，同时又对使用者、时间和地点没有任何要求。它对任何年龄段，以及存在任何病症的人来说同样有效。在后文中你将了解到，情绪释放疗法的使用方式多种多样。为了指导你进行自我疗愈，我在书中提供了一套敲击剧本，诚心邀请你开启疼痛缓解之旅。

不管你是打算自我疗愈，还是请情绪释放专家为你治疗，敲击都能缓解你的疼痛，让你过上更健康、更有活力的快乐生活。现在，我们已经了解疼痛背后的科学原理，那么，做好准备，让我们开始清除疼痛吧！

THE TAPPING
SOLUTION FOR
PAIN RELIEF

第 2 章

快速止痛，现在就可以开始！

不管是 5 分钟的简单敲击，还是连续 3 天的集中治疗，情绪释放疗法都能以缓解疼痛的方式告诉我们，一切正在慢慢好转。即便是轻微的缓解也是积极的信号，能够让我们知道自己正在取得进步。

坚持可以带来奇迹，让你能改变一切。既然我你已经下定决心要跑完全程，就必须坚持到底。

《早起的奇迹》(*The Miracle Morning*)

2013年秋天，我在康涅狄格州斯坦福德市举办一个为期3天的情绪释放研习班。第二天早上，当我再次踏上讲台时，高兴地发现许多学员的脸上开始挂上笑容，他们的状态看起来比前一天好得多。这是一个很好的信号，说明在与疼痛对抗的路上，大家正在朝着好的方向前进。当我问起有谁的疼痛在一夜之间发生了变化时，好几位学员都举了手。南希第一个走上讲台，分享了自己的故事。

南希患慢性头痛已达12年之久，并且常伴有颈部不适及恶心感。参加研习班前，她已经连着3周，整日整夜被头痛折磨。在研习班上课的第一天，我为她做了大量的敲击治疗，然而，直到这一天快要结束的时候，南希的头痛仍然十分剧烈，这让她沮丧不已。

尽管如此，在当天的课程结束回房间之前，南希还是和同行的朋友按照学到的方法轮流敲击了好几轮。南希一边敲击，一边说出自己当天的收获。令她惊讶的是，这次她取得了很大的突破。虽然上床睡觉之前，南希还是头痛，但仍然对取得的缓解效果感到激动。

不可思议的是，第二天早上醒来时，南希的头痛、颈部不适以及恶心感全都消失了！仅仅 24 个小时，她就摆脱了困扰自己 12 年的大问题，真是太棒了！

从具体部位开始敲击，快速缓解疼痛

不管是 5 分钟的简单敲击，还是连续 3 天的集中治疗，情绪释放疗法都能以缓解疼痛的方式告诉我们，一切正在慢慢好转。即便是轻微的缓解也是积极的信号，能够让我们知道自己正在取得进步。

克服大脑负面倾向的方法之一就是：停下来，细心观察并用心体会每一次积极的变化，无论它多大或多小。你也需要关注情绪的变化，同样不必理会这个变化的大小。想要彻底消除慢性疼痛，你必须认真体会自己的感觉。这样，你才能和南希一样，取得令人难以置信的结果。

一般来说，疼痛缓解之旅最好从某个具体的疼痛部位开始，这也是迅速缓解疼痛的最好方法。让我们开始学习如何将精力集中在这些部位吧。情绪释放疗法的优势之一在于简单易行，容易上手。下面，我们将一步步阐述分解动作。

步骤1：将注意力集中在疼痛部位

使用情绪释放疗法之前，你要先将注意力集中在疼痛上。这也许会让你不舒服，毕竟你很可能已经花了几周、几个月甚至几年时间训练自己忽略疼痛。但为了达到效果，你要把之前所做的努力全部忘掉，集中精力关注疼痛，哪怕只能维持几分钟。准备一个记事本。如果好几个身体部位都感到疼痛，那么从最明显的一个开始。

问自己几个问题：假如疼痛有色彩，我的疼痛是什么颜色？疼痛有质地或形状吗？会发出声音吗？会发热吗？是钝痛还是剧痛？是发散的还是静止的？感觉像波浪还是像锤子？或者像剃须刀片？把答案写到记事本里，越详尽越好。

通过这样的方式，对疼痛形成具体的感觉和认知。这不仅是为了随后的敲击，更是为了在疼痛发生变化时敏锐地觉察到。

步骤2：给疼痛的程度打个分

现在，你已经对疼痛有了更清晰的认知，那么从0～10为它打个分吧（这种为疼痛强度评分的方式也叫主观焦虑评分，Subjective Units of Distress Scale，简称SUDS）。当注意力集中在疼痛上时，你感觉到的疼痛强度如何？如果是你所能想象的最大的疼痛，那么它的评分就是10分。如果你根本感觉不到任何疼痛，那便是0分。

不要担心分数的准确性，跟随你的真实感受即可。如果下背部的疼痛已经剧烈到你完全无法忽略的程度，那么将它评为 8 分或 9 分。如果你现在感受到的背部疼痛，不像躺下来时感受到的那么剧烈，就可以计为 6 分。为了看到更明显的变化，你也可以从疼痛强度 5 分或以上的疼痛开始记录。

步骤 3 ：拟定问题描述语

记下疼痛强度评分后，你要拟定问题描述语。拟定问题描述语需要你聚焦疼痛的程度和性质。确定问题描述语后，你就可以开始使用情绪释放疗法了。

基本的问题描述语可以是这样的 ：

尽管我（描述你的疼痛），但我还是深爱并完全接纳自己。

举个例子，你也许会说“尽管我的下背部正热辣辣地、尖锐地刺痛着，我还是深爱并完全接纳自己”。或是“尽管我的下巴正隐隐作痛，但我还是深爱并完全接纳自己”。

开始敲击时，你的问题描述语会和你的亲身体验产生共鸣。事实上，问题描述语并不是咒语，不会一念出口就产生奇幻效果，而是敲击过程中你需要说的一些有意义的话。因此，如果这些基本的问题描述语不够准确或力度不足，请换掉它们。

下面是一些替换句式，你可以直接引用，也可以根据情况修改，以便更好地表达感受 ：

- 尽管我（描述你的疼痛），我也深爱自己并完全接受自己，不埋怨任何人；
- 尽管我（描述你的疼痛），我也选择原谅自己了；
- 尽管我（描述你的疼痛），我也要接纳并原谅自己；
- 尽管我（描述你的疼痛），我还是认可自己现在的样子；
- 尽管我（描述你的疼痛），我还是想放自己一马；
- 尽管我（描述你的疼痛），我还是愿意换个角度看待问题；
- 尽管我（描述你的疼痛），现在也全都结束了，我已经没事了；
- 尽管我（描述你的疼痛），我还是想将这种疼痛释放出来。

情绪释放专家帕特里夏·卡林顿博士发明的选择法，为我们拟定问题描述语提供了很棒的选择。使用她的方法，你需要在描述感受后补充一句“我选择……”。

如果你感到沮丧，你可以拟定这样的问题描述语：“尽管这种疼痛让我非常沮丧，我还是选择冷静和耐心，并且现在就要将它释放出来。”

步骤 4 ：选择提示语

提示语的作用是描述疼痛，它非常简短，可能只有几个字。

敲击手刀点时，你需要说 3 遍问题描述语，然后按顺序敲击其他 8 个身体部位，并大声念出相应的提示语。

举个例子，如果你的问题描述语与下背部疼痛有关，敲击每个身体部位时，你要说："我下背部的疼痛……我下背部的疼痛……我下背部的疼痛……"

这样做的目的是让你把注意力持续聚焦在疼痛上。提示语就像晴雨表，帮助你的思维跟着疼痛的感觉走。

一旦习惯敲击，你就可以改变提示语。比如，你可以说"我下背部的这些疼痛……我下背部的刺痛……这种强烈的刺痛……"。本书将提供大量这种带入性的提醒短语。但我建议你还是从简单的提示语开始，在敲击每个身体部位时重复说同样的短语就好。

步骤 5 ：按照正确的顺序开始敲击

拟定问题描述语和提示语后，你就可以开始敲击了。敲击手刀点时，你需要重复 3 次问题描述语。我建议你从你感觉最舒服的那只手开始，一步步按照正确的顺序来，可别做错了！敲击顺序和身体部位如图 2.1 和图 2.2。

身体的两侧分布着相同的经络，所以你可以根据舒适度决定从哪只手进行敲击，以及敲击身体的哪一侧。

如果你愿意，也可以两只手同时敲击身体两侧。按照顺序进行敲击时，每 5 ～ 7 下暂停一会儿。当然这个数字不是固定的，

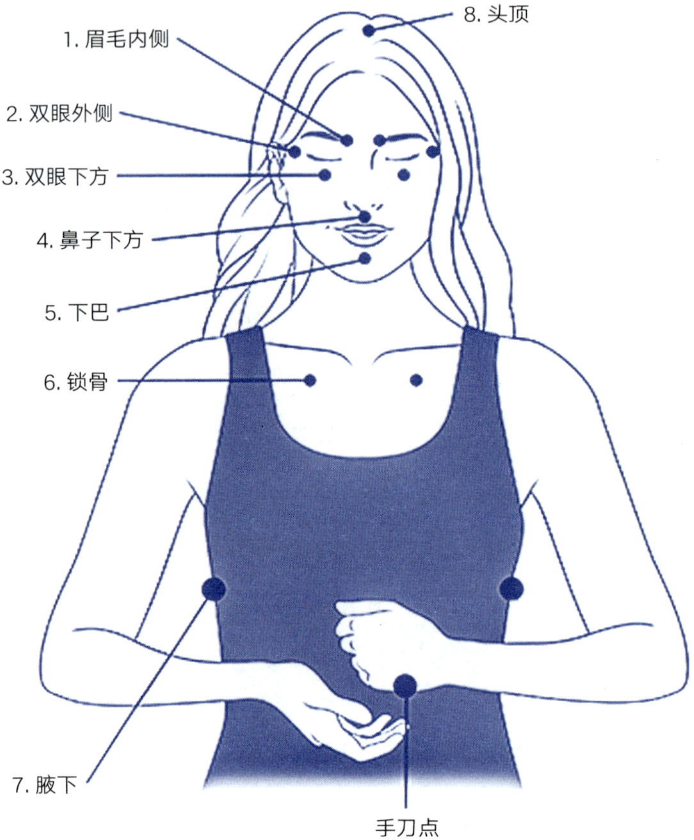

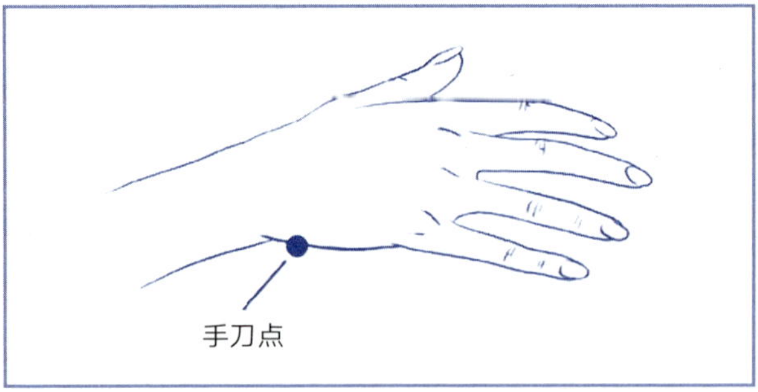

图 2.1　部位示例图（1）

如果你感觉一次敲击 20 或 100 下都很舒服的话，也可以这么办。暂停的目的是让你有足够的时间说出提示语，并细细思考。不必担心某一步做得不够完美，尽力体会就好。

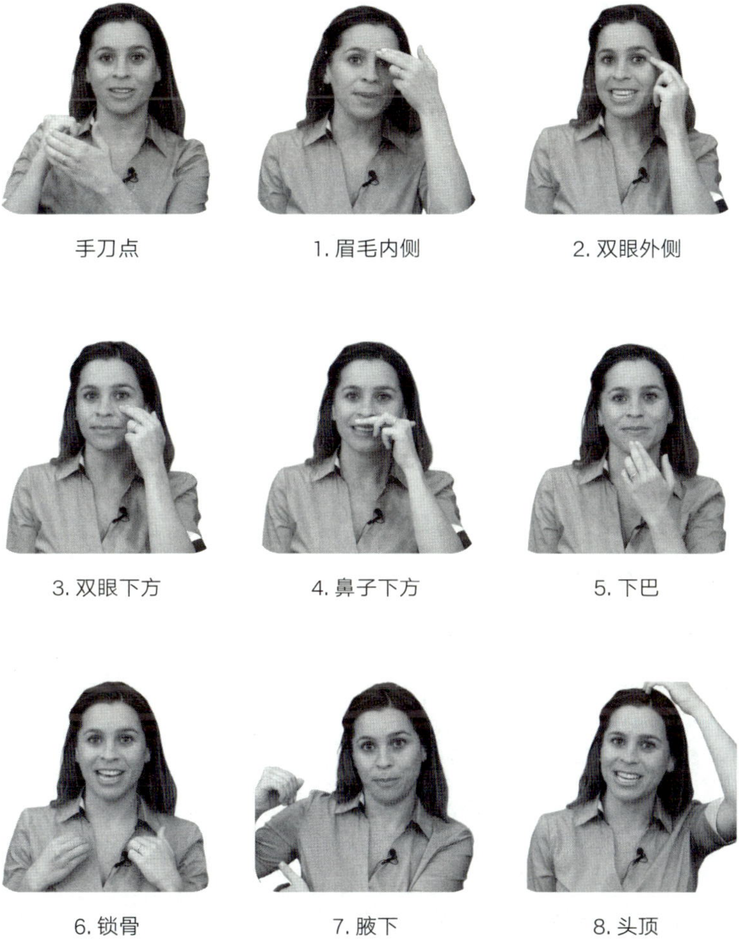
手刀点
1. 眉毛内侧
2. 双眼外侧
3. 双眼下方
4. 鼻子下方
5. 下巴
6. 锁骨
7. 腋下
8. 头顶

图 2.2　部位示例图（2）

步骤 6 ：再次给疼痛强度打分，检查效果

现在你已经完成了一轮敲击！请深呼吸并用心感受身体，看看是否发生了什么变化。疼痛强度减弱了吗？如果强度从 8 分降到了 7 分，就说明敲击起作用了，意味着情绪释放疗法开始帮你缓解疼痛了。

即使效果没那么明显，也别停下来，继续敲击。因为对大部分人来说，都是需要进行几轮敲击才能缓解疼痛，更重要的是，熟悉整个敲击过程需要时间。

在敲击过程中或结束之后，你可能会出现呻吟、叹息、打嗝等生理反应。

这是身体在释放能量、自我放松以及缓释。敲击时，请留心身体的所有反应。

检查疼痛强度是否发生变化时，你可以问问自己，在敲击过程中，自己是否产生了某种情绪或想法。也许一开始就要做到这一点有难度，因为你大部分注意力都用来学习敲击和熟悉身体部位了。

但渐渐地，尤其当你开始探究造成身体疼痛的深层原因时，你会发现那些情绪和想法都是非常有用的线索。

进行敲击时，你要根据疼痛的变化随时调整自己。如果情绪状态和身体发生了变化，你也要及时做出调整。另外，当你逐步获得持续的疼痛缓解，请调整自己，寻找新的视角和感受。

追击疼痛（Chasing the Pain）

敲击过程中，你会注意到自己的疼痛发生了变化。它可能转移到了另一个部位，从剧痛变成了钝疼，开始发麻并影响周围的部位，或者以其他的方式发生变化。在极少数的情况下，刚开始敲击时，你的疼痛甚至会加剧。需要提醒的是你要知道，这些都是证明敲击能够对疼痛起到缓解作用的表现。这些反应都是有益的。当你感受到身体疼痛发生的任何变化时，请针对新的疼痛，或是感到疼痛的新的疼痛部位进行敲击，并以此类推敲击下去。

在后文中你将注意到，敲击提示语都是先关注负面状况（消极敲击），包括描述疼痛本身、压力以及其他负面的情绪和认知。大部分情况下，敲击剧本都会以至少一轮积极敲击收尾，以提供向前发展的新模式。但在开始积极敲击之前，你需要通过消极敲击将疼痛强度降到 5 分以下。然后，再通过积极敲击将疼痛强度降到 3 分以下。

敲击提示：紧跟我的步伐，坚持就会有效

即使开始敲击后，你依然感觉不到任何变化，那也很

正常。这仅仅是一个长期过程的开始，而成千上万人在这个过程的最后，都从慢性疼痛中解脱出来了。所以，别停下来，请继续敲击。如果你感到失望、沮丧，担心情绪释放疗法对你不管用，那么，就将这些情绪也列入你的敲击范围吧。

对不少人来说，敲击可能有些怪异，于是也不太愿意努力记住这些身体部位并了解这个过程。但如果你紧紧跟随我的步伐，坚持做完一整轮的敲击，并花时间学习，直至真正掌握这些基本步骤，那么，你付出的努力将带来不一样的回报。

步骤 7 ：实时检验疼痛的变化

一旦疼痛减轻或转移到新部位，就说明是时候检验效果了。一般的检验方法就是做某个可能导致疼痛的动作。例如，如果脖子在你转头时总是很痛，那么，做完一轮敲击后，你就转头试试。你会发现，平时感到的那种难以忍受的疼痛变得没有那么强烈了。在这种情况下，继续重复问题描述语和提示语，再做几轮敲击，看看能否将疼痛彻底消除。

还有另一种可能出现的情况 ：当你试着转头时，疼痛从脖子转移到了肩膀上。这表示疼痛正在对敲击做出反应。在这种情况下，你要继续针对肩膀敲击，追击疼痛。

敲击疗法快速上手指南

现在，你已经知道如何具体地使用情绪释放疗法了，下面我为你总结了一份快速上手指南。

1. 闭上眼睛，深呼吸 3 次。感受自己的内心，并专注于这一刻。你的双脚要牢牢地站在地上，就像扎根到土地里一样。你需要将注意力集中在这个过程和你的身体上，这可能需要一点时间，慢慢来。

2. 将注意力聚焦于你的疼痛（或最让你头疼的问题）后，仔细感受它。在记事本里写下你感觉到的疼痛类型（剧痛还是钝痛、热辣辣的还是冷飕飕的，等等），以及疼痛的部位。

3. 用 0 ～ 10 给你的疼痛强度打个分。10 分代表着你能想象的最高级别的疼痛。在记事本上记下这个数字。

4. 拟定问题描述语。

5. 敲击手刀点，将问题描述语重复 3 遍。

6. 按照敲击顺序依次敲击那 8 个身体部位，同时大声说出提示语。每个身体部位敲击 5 ～ 7 次，但也不用太过计较准确的次数。

7. 按照顺序敲击所有身体部位后，做个深呼吸，然后检查疼痛强度。再次给疼痛强度评分，并检测敲击是否奏效。

8. 做出可能会引起疼痛的动作以检验敲击效果。你也可以将注意力集中在引起疼痛的回忆或情感上。

9. 根据需要继续敲击。

10. 在记事本里记下你感受到的疼痛以及疼痛强度的变化。这些变化就是进步。

我已经说过，在整个敲击过程当中，你要详细记录各个阶段的身体和情绪感受。对过程的简单记录，将帮助你更快掌握情绪释放疗法，更有效缓解疼痛。

画棵“敲击树”：向深处探索，找到疼痛产生的根源

到目前为止，我们都将敲击的重点放在疼痛的生理感受上。这对于快速缓解疼痛来说，确实是个很好的简单易行的开始，但除此之外，我们还需要进行更深入的探索，以找到疼痛的本质原因。多数情况下，这才是彻底清除疼痛的关键。

在每一轮敲击中，你所针对的任何问题都是一个“靶子”，也就是敲击对象。敲击时，靶子的不同层次或者方面就会显现出来。很多时候，你都会在靶子下面另有发现。

一开始你的敲击对象可能是脚部的疼痛。而当你针对脚步疼痛敲击时，它便会发生变化，这可能会让你觉得自己将无法永久消除疼痛，进而产生无可奈何之感。于是，你转而针对沮丧情绪敲击。你可能会想起医生当初的无能为力，以及自己是多么生气和害怕。这时候，疼痛会一直持续，直到你找到引发脚部疼痛的所有原因。

看起来，整个敲击过程会有些冗长，但慢性疼痛往往涉及很多原因，并与隐形情绪紧密相连。只有解决引发疼痛的每一层或每一方面，我们才能彻底清除它。正因如此，我们在彻底消除疼痛的同时，也会得到一些附加价值，即情绪上的缓解。

药物也许能够缓解身体的疼痛（只能维持一段时间，药效过后，你需要接着吃），但能缓解愤怒、沮丧、失望、伤心或其他伴随疼痛存在的情绪吗？当然不能。而情绪释放疗法不仅可以缓解疼痛，还会让我们收获生活中的真正改变。

在本书中，我会列出 4 种最常用的敲击对象：症状 / 表现、情绪、事件以及束缚性信念。为了更清楚地区分这几种敲击对象，我推荐你使用一种超级棒的示意图——敲击树。

敲击树是由我的朋友、情绪释放专家林赛·肯尼（Lindsay Kenny）提出的。它不仅给每种敲击对象分门别类，还解释了它们是如何造成具体疼痛的。

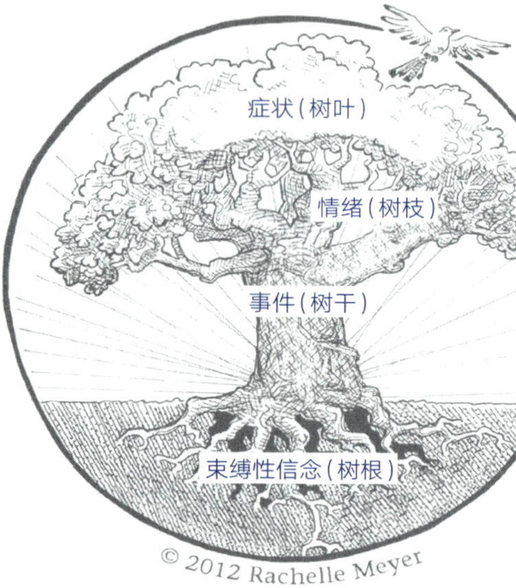

图 2.3　敲击树

症状（树叶）：这是你的生理性疼痛。如果你不止一个身体部位感到疼痛，想一想每个疼痛点各自有什么症状。

情绪（树枝）：羞愧、负罪感、懊悔、抗拒、生气、愤恨、悲伤、沮丧、无助、惊恐、焦虑、抑郁等。

事件（树干）：看医生、住院、被伤害、离婚、与父母分离、被暴力相向、被遗弃、被背叛、遭受任何形式的虐待、受到过分严格的管束或批评、被体罚、家庭暴力或争吵、缺乏支持或爱、父母或孩子酗酒等。

束缚性信念（树根）："我的疼痛永远不会消失""我的身体要坏掉了""我什么都做不了，医生说我无药可救了”“我就活该被疼痛折磨”“医生说她也无能为力了”等。

在后面的章节中，我会深入分析敲击树的每个部分，并对症状（疼痛）、情绪、创伤性事件以及类似的信念进行敲击。你将发现，针对树上的某个部分（例如对医生的愤怒）敲击时，敲击树上的另一部分（例如疼痛）会以某种方式消失或转移。

因为一棵树的内部系统不是单纯的自上而下或自下而上的，而是互相关联、互相支撑的。所以，我们得以看到一个问题的不同方面，发现除疼痛以外的更多问题。

症状（树叶）

我们已经针对疼痛（也就是你的症状或者“树叶”）进行了一些敲击。当针对症状的敲击不起作用时，你就需要从情绪入手，进一步探索敲击树，找到疼痛背后的深层原因。

情绪（树枝）

还记得凯茜吗？那位患有慢性牙疼和感染的女士。她上台接受敲击疗法时，惊讶地发现自己的牙疼和因母亲去世产生的情绪有关。针对这种情绪敲击后，她的疼痛就开始减轻了。而在这之前，凯茜花了数年时间也没能达到这个效果。

疼痛的背后通常隐藏着多重复杂情绪。一开始，你可能只感到愤怒，但渐渐地，在疼痛的折磨下，愤怒会变成伤心，继而演变成锥心之痛。如果你正被某种负面情绪笼罩，就从它开始敲击，即使它看起来和疼痛并没有关系。记住，大多数情况下，你都可以选择从情绪开始敲击。

有时候，我们很容易陷在自己最熟悉的情绪当中。例如，许多人会首先针对愤怒和悲伤进行敲击，因为它们很容易被辨认出来。但重要的是，我们还有许多其他的情绪。了解到这一点，有助于我们更加具体地敲击。以下是我们都可能有过的关键情绪：

疏离　嫉妒　矛盾　恐惧　生气　崩溃　憎恶　焦虑
愤怒　孤独　委屈　悲伤　偏执　内疚　不满　惊恐
抓狂　不安　厌烦　惊恐　敌对　羞耻　悔恨　愤恨
失望　难过　暴怒　沮丧　怀疑　恶心　畏惧　担心
饥饿　尴尬　歇斯底里　安全感缺失

事件（树干）

过往事件也是常见的敲击对象之一。慢性疼痛很可能与过去发生的事件有关，因为它消耗了精力并影响了情绪。凯茜的案例就证明了这一点。正是那些得不到正确处理的悲伤情绪，最终导致了凯茜的慢性牙疼和感染。

放电影法：搜索消耗你的特定回忆

情绪释放疗法创始人加里·克雷格从另一个治疗模型——神经语言学规划法（Neurolinguistic Programming，简称 NLP）中研究出了放电影法，旨在帮助人们回忆起更多细节，并用各种感官重现过往事件。放电影法需要你假设自己正在出演一部电影，并将精力集中到具体的事件上。

正如我们所知，一部电影包括开场、结尾、台词、剧情（一些非常具体的动作），而且电影情节会逐渐走强，直至高潮部分。放电影法可以帮助你从过往经历中搜索出至今仍在消耗精力的特定回忆。

放电影法的一大优点就是，在过程中，你都不需要大声地说出细节。你可以一边敲击，一边在心里默默回想。电影的细节要包括 5 个方面，即视觉、听觉、情绪、生理感受以及关键人物的思维活动。可以的话，加上嗅觉和味觉会更好。以下问题可以帮助你策划这部电影。

电影的时长是多少分钟？你要保证电影能在 3 分钟或者更短的时间内结束，其中创伤性事件通常只会放映几秒钟。如果电影中包含了几个高潮事件或创伤性时刻，则根据高潮事件或创伤性时刻将其分成多个 3 分钟的电影片段。

电影以什么为主题？为你的电影起个名字。

现在，在你的脑海中，某个特定事件已经变成了一段主题明确的电影短片，是时候播放了。回想电影情节时，给你体验到的情绪从 0 ~ 10 打个分。如果觉得对这个事件或这种情绪投入太深将对你产生不好的影响，那么尽可能在安全的程度上进行想象，并为它评分。

接下来，一边在脑海中播放电影，一边完成几轮敲击。通常，当你回过头再一次感受这种情绪的强烈程度时，它的分数会有所下降。

在脑海中再次播放这部电影。这一次，从情感强烈度较低的时刻开始，然后在你感觉到强度正在加大时开始敲击。这非常重要。

大多数人之所以长时间无法摆脱创伤，就是因为没有注意到自己是怎么一遍又一遍地经历这些事件的，并且根本不管自己的感受如何。不要再这样下去了！这些强烈情绪出现的时刻，就是运用情绪释放疗法进行敲击，让我们释放过往负面情绪的大好机会。

再次播放电影，从开场到结尾仔细感受一遍，并敲击每一个会加剧情绪强度的情节，直到你平静下来为止。

最后一次播放电影。这次你要故意放大视觉、听觉，甚至是对背景环境的主观感受。尽量唤起自己的不安情绪。如果你发现某种强烈的情绪又出现了，那么，应该停下来再次敲击。

要点：如果你能把电影中的情节大声描述出来，就像给朋友讲故事那样，就更棒了。确保在每一个让你感到不安（哪怕只是微乎其微的感受）的事件上停下来进行敲击，直到它引起的负面情绪强度评分为 0。然后，再一次说出你的故事。

如果你觉得默默敲击更舒服，不说出口也可以。你也可以用语言描述自己看到的和感觉到的人或事，这都由你决定。

束缚性信念（树根）

束缚性信念指的是我们对自己或世界的错误认知。它通常是我们经历了一些事情后所得出的不正确结论。比如，你可能觉得疼痛永远无法消除，因为医生说他无计可施。任何认为疼痛根本无法缓解、无法消除，你无法恢复健康的想法都是局限性的。

束缚性信念有时源于童年时代积压的难以应对的情绪（后来造成了某种形式的疼痛）。而这些情绪则源自我们的父母、老师以及同伴，影响着我们生活的方方面面。

类似“我什么事都做不好”或者“我不够好”的信念，会左右我们生活中的每一件事，包括我们所做的、所说的、所追求的以及其他更多。随着时间的推移，它们可能变成某些情绪隐藏在我们的潜意识中，并最终以疼痛的方式显现出来。

束缚性信念总是看起来像真理一样，我们很难第一时间将它们区别开来。一般来说，针对创伤性事件和情绪（特别是那些扎根于童年记忆的事件和情绪）进行敲击，能帮助我们找出束缚性信念。

创建你自己的敲击树

敲击树是个非常棒的模型，可以让你知道疼痛是如何与情绪、事件或者认知观念相联系的，也就是说，知道树叶、树枝、树干以及树根之间有何关联。这些关联和认知对于通过敲击达到缓解疼痛的目的至关重要。有一点我想再强调一下，那就是你在敲击时，务必做到非常具体。你要真正回到过去的情境中，而回去的最好办法就是深挖并找出疼痛背后的原因。

在开始敲击之前，花几分钟时间制作一棵你自己的敲击树。你可以直接在你的记事本里画一个简单的轮廓。并不需要你画得多好，不过记得留出足够的空白。大部分人需要写的要比这里示范的多得多。

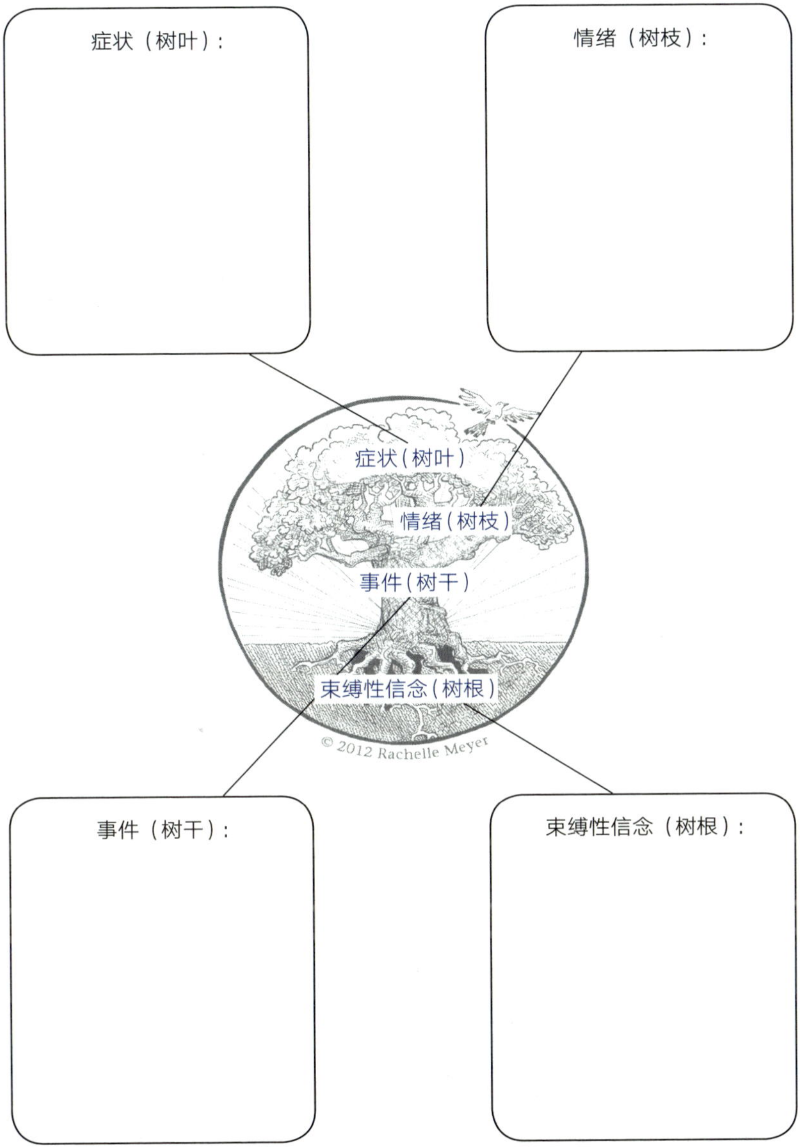

图 2.4　创建你自己的疗愈敲击树

症状（树叶）：最近你哪里感到了疼痛？症状是什么？用一些具体的事件将这些树叶填满。例如，“下背部疼痛”“退行性脊髓病”等。你也可以写下疼痛的其他副作用，比如，“精力不济”“不能正常工作”等。

情绪（树枝）：你经常处于哪种情绪状态？感觉疼痛时，你又有怎样的情绪？想想在过去几天，你都经历过什么样的负面情绪，把它们写下来。如果你不知道怎么写，参考一下前面列举的情绪清单。

事件（树干）：当你感到疼痛时，脑海里会浮现出某个事件吗？一天当中，你有没有哪个时段感觉疼痛最为强烈？你在工作、运动或者见某个人时，疼痛是否加重了，又或者发生了其他的变化？当疼痛刚开始产生或转化为慢性疼痛时，你的生活中发生了什么事情？在接下来的章节里，我们会继续深入探究你的经历如何对你造成影响。因此，现在你无须把每个事件都列出来，只要列出最明显、最重要的几个即可。

束缚性信念（树根）：关于疼痛，你有哪些既定观念？关于你的身体呢？关于不再被疼痛折磨的人生呢？关于健康的身体呢？关于痊愈的可能性呢？关于这些，你都是怎样看的呢？如果你觉得现在讨论这些问题有些困难，不要着急，这些都是需要深入探究的。记住，如果我们对这些束缚性信念的了解不够深入，它们看起来就会跟真理一样。下面这些问题可以帮你挖掘深埋心底的束缚性信念：

- ⊙ 关于疼痛，我有哪些观念？
- ⊙ 关于身体，我相信哪些事情？
- ⊙ 关于疼痛的相关症状，我相信哪些是正确的？
- ⊙ 关于未来，我抱持着怎样的态度？

再重复一遍，我们会在后文逐个详细研究这些问题。现在，你只要把脑海中出现的东西记下来就好。

记录下来之后，回过头看看你的敲击树。这是对你目前因为疼痛所遇到的困难的简单总结。敲击过程中，你也许还会发现其他问题，但敲击树可以实现两个目的。第一，帮助你认识到，一些看起来无关的问题可能会影响你的疼痛。第二，让敲击达到最好的效果。针对性地处理这些情绪、症状、事件和束缚性信念，正是本书的题中之义，我们将永远清除它们，真正地、永久地消除疼痛。

不管有任何不适，坚持敲击都能带来生命的改善

情绪释放疗法的神奇之处在于，无论诊断结果、疼痛情况、持续时间以及严重程度如何，它都能迅速地、真正地永久消除疼痛。但正如我们所见，效果往往因人而异。有时候，患者仅仅针对疼痛本身或疼痛产生的直接原因进行敲击，就能快速消除疼痛。我们把这种情况叫作“1 分钟奇迹”，因为它快得出乎

预料。但这种情况出现的次数再多，也不能算是常态。

我们都有一种难以打破的情绪模式，它根深蒂固到甚至连大脑都拒绝哪怕一丁点的改变。这些固执的拒绝，有可能正是疼痛产生的全部原因。为了避免注意到不想注意的情绪，我们的大脑甚至形成一种机制：指使身体制造出慢性疼痛以干扰我们的注意力，进而忽略这些情绪。

针对那些最深的、最难处理的情绪进行敲击时，你可能会得到与预期的不一样的结果。你要知道，不管你是针对疼痛还是情绪敲击，在刚开始敲击时，即使情况变得更严重了也很正常。当你开始面对疼痛的深层次原因时，许多被隐藏起来的细节就会开始浮出水面。不要因为进度缓慢而失望。这是你的身体以它独特的方式在告诉你，围绕某个特定的事件，你究竟埋藏了多少情绪。

我曾经遇到一名患者，刚刚开始敲击，还没来得及弄清楚情绪事件究竟是什么，他就大哭起来，因为身体已经开始体验并释放被隐藏的情绪了。继续敲击，你将不断清除那些造成疼痛的因素。即使你消除疼痛的时间只有短暂的几周、几小时甚至几分钟，这也是真正的生命的改善。

我建议你在感到疼痛、不舒服、压力大或者出现任何一种情绪上的不适时，都进行敲击。没有哪个时间是不对的，你也永远不可能敲击过量。有人发现，每天在固定的时间段（比如早晨，比如你最能意识到疼痛的时候）敲击并养成习惯是最好的。你也可以在遇到麻烦后敲击，比如你刚刚和某人在电话里吵了一架。在你需要任何形式的缓释时，都可以开始敲击。

我知道，一开始你可能会觉得敲击有点儿奇怪，但当你的疼痛得到哪怕一丁点的缓解时，就会意识到它的实践价值。如果你足够爱自己，现在就拿出最少 15 分钟体验一下敲击疗法吧。

闭上眼睛想象一下，当你远离疼痛，不再因为它耗费时间和精力，生活将变成什么样子。每天早上醒来，再也不用担心疼痛，会是什么感觉？如果你再也不必受到疼痛的控制，你又将会过上怎样的生活？实现怎样的人生目标？你准备好了吗？让梦想照进现实吧！

THE TAPPING SOLUTION FOR PAIN RELIEF

第3章

释放积累已久的慢性压力和挫败感

焦虑、恐惧等情绪会慢慢发展成慢性压力，继而转化为身体疼痛。我们需要停下来，看看疼痛背后隐藏的深层原因。是时候解放身体，听一听它和疼痛想要对你说些什么了。

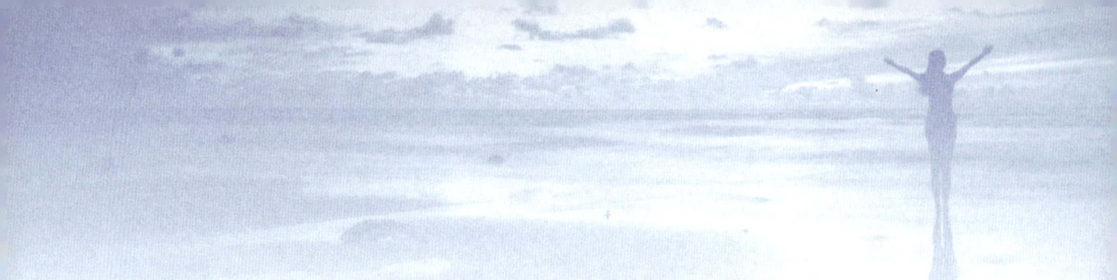

只要能有规律地每天改变一点点，微复原便能帮助你积蓄能量，为你提供源源不断的动力！

《复原的力量》(*Micro-Resilience*)

“我感到很疼，觉得整个人生都完了。”这是向我寻求帮助的人最常说起的最简单、直接而又让人难过的话。在疼痛的折磨下，许多人一直需要努力与活动不便、睡眠异常，以及来自人际关系、工作和金钱的日常压力做斗争。我们每天都要处理很多事情，因此，大多数同时被生理性疼痛和慢性疼痛折磨的病人都会感到筋疲力尽。

不幸的是，压力本身就会变成一种恶性循环，释放出大量皮质醇，增加焦虑和恐惧等情绪，并由此导致疼痛加重。一旦承受压力变成一种习惯，你的身体就会一直保持高度警戒的状态，永远无法放松。持续的肌肉紧张和频繁的神经系统紧张，都将加重你的痛感。压力还会阻止你与身体交流，而与身体交流恰恰是疼痛缓解过程中的重要一步。

从这一章开始，一直到本书的最后，我会一直让你深入观察自己的身体，并了解自己正在经历什么，不论是在身体上还是心理上。这对你来说也许有难度，尤其当你不想关注身体又不得不这么做的时候。你可能会选择不与身体进行交流，以避免加剧疼痛。但只有与身体建立联系，你才可以观察清楚并意识到身体和疼痛到底是怎么一回事，疼痛才会慢慢消失。

我们生活在以大脑为中心的时代，需要用大脑思考、分析每一件事，也习惯于用逻辑解释复杂问题。而这样的结果就是，我们倾向于避免或忽视身体的内在智慧。**将聚焦于大脑的注意力转移到心脏、肠道以及身体的其他感知中心，我们就能对疼痛、生命以及治愈方法产生更清晰的认识。**

我们要正式开始疼痛缓解之旅了。最先要关注敲击的就是造成压力的最普遍原因——那种要被疼痛、身体以及生活压垮的感觉。

关注肠道健康，强化大脑功能

大多数人从未意识到大脑和肠道之间的联系有多么紧密。加利福尼亚大学洛杉矶分校的一项研究发现，肠道健康对大脑功能影响巨大。研究者将所有受试者（36 位 18 ~ 55 岁的女士）分成了三组，并分别在实验的前后，对她们的大脑进行功能性核磁共振成像扫描。

第一组受试者每天食用两次含有益生菌（对肠道健康

很关键的元素）的酸奶，并连续食用一个月。第二组则每天食用两次不含益生菌的类似酸奶的食品，同样连续食用一个月。第三组（也是控制组）既不食用酸奶，也不吃类似酸奶的食品。结果显示，一个月后，第一组受试者的大脑中包括负责情绪及感知处理在内的几个区域，都发生了显著变化。也就是说，关注肠道健康其实是为了改善情绪，强化身体和大脑的功能。

压力太多，不堪重负？没关系，先敲击吧

如果疼痛一天到晚无时无刻不困扰着你，就算强度很轻微也会消耗大量的时间和精力。带着这些疼痛，你怎么可能做好该做的每件事呢？你可能需要支持，但又不想一直向家人和朋友求助。在你承受疼痛，或担心疼痛会不会复发时，人际关系、财务状况、治疗过程以及其他方面的压力都会让你更加不堪重负。

感受一下，压力稍稍缓和后疼痛是否发生了变化？

那种将被淹没的感觉会给你的身体施加更多压力。在应对多个不同种类的压力时，你要先冷静下来，稍稍缓和这种窒息感。

首先，想一想你的日常生活。想想你的疼痛，以及你每天需要为它做的每一件事。想想你的人际关系、账单、医生、医疗

保险以及其他需要关注的方方面面。想想你有多累，需要多少支持。将注意力集中到这一点上，让自己置身压力旋涡当中。你可能感觉随时要被压力彻底击溃，哪怕是阅读这件事都会让你窒息。但请继续思考，思考如果情绪释放疗法不管用怎么办？怎样才能保证每天都进行敲击？疼痛真的有可能彻底消失吗？

一次性思考所有这些问题时，你有多难受？从 0 ~ 10 给每个问题打个分，同时记录其相对应的疼痛强度。你的疼痛是否发生了某种变化？疼痛强度有多大？通过记录和对比，你会发现，当你处于重压之下时，疼痛强度会增强。

然后，在你的脑海里勾勒出一幅图画。你看起来是怎样的烦务缠身？想象你站就在那里，浑身吸满了金属物，就好像贴满了纸条，上面写着你需要或应该做的每一件事。看到这个画面你作何感想？沉重、超负荷、呼吸困难、受限制、负重、无助、闷闷不乐……哪些词能精准描述你的感觉？拿出记事本，把所有的感觉都记录下来。接着，开始敲击。

手刀点：尽管现在烦务缠身，但我还是深爱并完全接纳自己。

手刀点：尽管做这些事情压力会很大，但我选择接纳自己以及这些感受。

手刀点：尽管要做的事情多得让我喘不过气来，我还是选择接纳自己，并想办法保持平静。

眉毛内侧：我要做的事情太多了……

双眼外侧：多得让我喘不过气来！

双眼下方：我需要把这些事全做完。

鼻子下方：都要做完！我的压力太大了……

下　　巴：我不知道该怎么办……

锁　　骨：压力太大了。

腋　　下：我感觉筋疲力尽。

头　　顶：所有这些事情都在耗费我的精力。

眉毛内侧：太多事情要做了……

双眼外侧：我需要更多支持。

双眼下方：我要喘不过气来了！

鼻子下方：我无法放松。

下　　巴：有这么多事情要做，而且只能自己做。

锁　　骨：压力太大了。

腋　　下：我不知道怎么样才能把这些事都做完。

头　　顶：要做完所有事情，压力大得让人喘不过气……

用心感受，并对情绪及生理性疼痛的强烈程度评分。继续进行消极敲击，直到评分降低至 5 分以下，然后再进行积极敲击。记住，上面这些提示语只是一种参考，你要学会用自己的语言把真实情况说出来。

眉毛内侧：我应该从不同的角度看待问题。

双眼外侧：找到释放压力的方法……

双眼下方：我一次只做一件事情。

鼻子下方：我知道这些事情不一定要同时进行……

下　　巴：想到这些，我轻松许多……

锁　　骨：我享受选择带来的解脱……

腋　　下：让这些压力释放掉……

头　　顶：我努力让自己平静下来。

深呼吸，再次回想你需要或应该做的事情。现在你还感觉喘不过气来吗？从 0 ~ 10 给你的情绪打个分，然后继续敲击，直到评分降低至 3 分以下，即使需要花费 20 分钟。另外，你还需要关注疼痛。在敲击的过程中或敲击之后，疼痛是否发生了变化？再次给疼痛评分，并记录敲击过程中疼痛发生的所有变化。你的身体也许正在努力证明，窒息感与疼痛之间存在着某种形式的关联。

一般性敲击 vs 针对性敲击

阅读上一章我们了解到，伴随敲击进行的描述越具体越好。那么，为什么我们还要针对一般问题（比如压力大、事务繁忙等）进行敲击？事实上，大多数人开始敲击的时候，并不知道具体问题究竟是什么，需要进一步探索内心才能得到答案。这就是我们需要进行一般性敲击的原因。敲击可以让身体快速放松。同时，针对压力等一般问题进行敲击，可以让我们更清楚地看到需要关注的具体问题。

通过敲击，你缓解了不堪重负的压力感，那么现在，是时候研究压力本身，了解什么样的压力可能会从生理和心理两方面对你造成影响了。

停止为压力内耗，接受它的存在

压力总是负面的，它会损害免疫系统，甚至直接制造疼痛。在新闻报道和书刊中，我们总能看到关于压力的负面案例或统计数据。这并不奇怪。且不说生活中充满了诸如疼痛、工作、人际关系、金钱等各种压力，我们对压力缠身这件事本身就已经感到“压力山大”。

可万一我们对压力的错误认知比压力本身的危害更大呢？在一项研究中，研究者用了 8 年时间对 3 万名美国成年人进行了追踪。一开始，研究者向受试者提出了两个问题：第一，在过去的一年里，你的压力有多大？第二，你认为压力对健康有害吗？

后来，通过对比分析公开的死亡报告，研究者追踪了受试者在这 8 年中的死亡情况。

结果显示，与那些感到压力大但把压力看成生活的普通组成部分、不认为它会危害健康的受试者相比，那些感到压力大、认为压力有害健康的受试者的早亡率竟然高出 43%。这意味着，**相信压力对健康无害，能够提高你的健康水平。这或许是看待压力的一种全新视角。**

我们花了非常多的时间去相信压力是敌人，却忘了其实每个人都会有压力。所以，你最好停止为压力担忧，接受它，把它当成生活的普通组成部分。

我们只需注意，不要在压力上不断堆砌新的压力就好。如果我们因为压力本身而更有压力，事情就会变得更糟。我们需要努力减轻身体上以及生活中各方面的压力。另外，压力确实会对我们的身体健康和疼痛造成巨大影响，别让它再给你增加负担了。

让我们针对压力再做一些敲击吧。大声说出下面的提示语，并给这句话的真实性评分："我的压力让我感到'压力山大'。"将一件事情大声说出来，可以很好地检验你对其真实性的认可程度。现在，让我们开始敲击吧。

手刀点：尽管压力可能真的危害我的健康，但我还是深爱并完全接纳自己。

手 刀 点：尽管我不能再有任何压力，因为那对健康有害，我依然选择接纳自己以及这些感受。

手 刀 点：尽管我应该避开压力，不再焦虑，我还是选择用一种新的视角看待它。

眉毛内侧：压力也许对我有害。

双眼外侧：我应该避开压力。

双眼下方：我不知道怎么做。

鼻子下方：我感到压力很大，我正努力想办法避免这种情况发生。

下　　巴：我不知道怎么才能避开压力！

锁　　骨：这也让我很有压力。

腋　　下：很有压力的感觉是无法逃避的……

头　　顶：我不知道怎样才能避免感到“压力山大”。

用心体会心理和生理上的感受。如果从 0 ~ 10 为你的压力打分，会是多少？继续进行消极敲击，直到评分降低至 5 分以下后，接着进行积极敲击。记住，这些提示语只是参考，你可以用自己的语言描述具体情况。

眉毛内侧：我相信压力是可控的。

双眼外侧：我会把精力放在能够控制的事情上。

双眼下方：我可以很轻松地让自己平静下来。

鼻子下方：不管周围发生了什么事情。

下　　巴：我通过深呼吸让自己平静下来。

锁　　骨：我决定关注那些让我感恩的事情。

腋　　下：我特别喜欢这种感觉，喜欢这种可以改变自己的感受。

头　　顶：我可以在任何情况下保持平静。

深呼吸，检查你的情绪和疼痛强度。现在，把这句话大声地说出来："我的压力让我感到'压力山大'！"再一次，从 0 ~ 10 为它的真实性打分。敲击到你对这句话的真实性评分只有 3 分甚至更低。

与有益的压力不同，慢性压力危害身体健康

虽然我们对压力的看法与压力对身体的影响至关重要，但这并不意味着压力本身对我们是有好处的。事实上，压力分很多种，我们需要弄清楚自己承受的是哪一种。

一些研究认为，有些压力对健康有益，可以增强大脑功能，使我们更具创造力、更健康，并降低乳腺癌和阿尔茨海默病（俗称"老年痴呆"）等疾病的患病率。但慢性压力对健康无益，只会令你日渐消瘦，疲惫不堪，进而罹患慢性疼痛。

你很可能已经经历过这两种不同类型的压力了。举个例子，有时候，你可能需要完成某个令人既紧张又兴奋的项目，它充满挑战也带来压力。而项目一旦完成，你又会觉得投入时间和精力是相当值得的。这就是健康的压力，它可以激发你、鼓励你，并在事成之后给你很好的回报。而随着项目的完成，你的压力水平也会自动下降，就可以开始新的项目了。

去体育馆举重或快跑时，我们也会遇到这种有益的压力。当我们迫使身体去成长和调整时，一开始会感觉不舒服，但之后会感觉非常棒，身体也会渐渐享受这种回报。

慢性压力则不同了，它非常折磨人。这种慢性压力就好像你一辈子都被困在体育馆，要不停举重、跑步、做引体向上。这种压力对身体并没有好处。

慢性压力通常由生活中的一些大事、看起来无法解开的问题造成，比如，疼痛、财务问题以及人际关系问题等。科学证明，慢性压力危害人体健康。以下就是当你处于慢性压力之下时，身体会发生的反应。

1. 你会反复思考一个让你焦虑无比的问题，比如，你的疼痛、工作、财务状况、人际关系、家庭或者其他问题。
2. 位于你大脑中部的杏仁核察觉到危险。
3. 杏仁核激活身体中应对危险的应激反应。
4. 在应激反应模式下，身体开始分泌肾上腺素和皮质醇，进入消化系统的血液开始减少，消化功能减退，营养吸收不力，最终导致发胖。

5. 在这种被社会心理学称为“危机模式”的状态下，肌肉开始缺氧，并产生疼痛。这些疼痛可能来自慢性疾病、受伤、关节炎、偏头痛、胃痉挛等。
6. 大脑中的创造中心进入无意识关闭状态。你解决问题的能力、创造性技巧、本能以及与身体关联的能力也会全都下降。
7. 你越来越易怒、失去耐心、感觉被孤立，进而人际关系受到影响，疼痛也会持续下去。
8. 压力还会影响你的睡眠。新陈代谢开始变慢，恢复体能的时间需要更长。
9. 身体分泌出更多皮质醇，肌肉含氧量进一步减少，疼痛加剧。消化系统更加紊乱，血压上升，免疫系统的反应能力进一步降低。
10. 长时间持续分泌大剂量皮质醇后，肾上腺素开始衰竭。你感到疲惫、筋疲力尽甚至抑郁。现在，你的疼痛发展成慢性的、持久的、不可轻易消除的了。
11. 你再也没有精力像往常一样健康地运动、饮食，冥想或做瑜伽。慢性疼痛正在吞噬你的生命。
12. 你的精力越来越不济，而且很难集中。创造力进一步下降，人际关系也受到挑战，疼痛仍在继续。

13. 你“压力山大”，抑郁悲伤。因为肌肉长期处于慢性紧张且缺氧的状态，慢性疼痛不断加剧，并频繁发作。你需要从疼痛和压力中解放出来。

清楚了解慢性压力会对你和身体造成多么糟糕的影响了吧。最后的结论是什么呢？压力是正常的还是有害的？

担心压力只会增加压力

看待压力的角度有很多，我们目前的这两种观点也都是正确的。生活中，我们都会面临压力，有压力是正常的，但担心压力只会增加压力，这对任何人都没有好处。你正遭受慢性疼痛的事实就说明，不断积累的慢性压力是没有好处的。

敲击疗法对于纾解压力和疼痛来说有不可思议的效果，并同时能有效释放生活中的不良（慢性）压力，让你与身体建立联系，加速疼痛缓解的进程。现在，让我们仔细分析经受疼痛折磨的人到底遭受着怎样的折磨。

恋爱的感觉有助于缓解疼痛

斯坦福大学做过一项调查：邀请15名刚恋爱9个月的受试者做功能性核磁共振成像测试。研究者会在给受试者进行中度和高度热刺激的同时分别做以下 3 件事：第一，给受试者看其恋爱对象的照片；第二，给他们看一位认识并同样有吸引力的异性的照片；第三，用单词练习分散其注意力以减轻疼痛。

结果显示，第一个（看恋爱对象的照片）和第三个项目（用单词练习分散注意力）都能起到减轻疼痛的作用，但只有看着恋爱对象的照片时，受试者大脑中的回报处理区域才被激活。这表明，强烈的恋爱感觉会更大程度地减轻身体疼痛。

针对挫败感以及尝试无效的疼痛缓解方法进行敲击

在面对面或通过电话指导患者进行疼痛缓解练习的过程中，我发现：当其中一位患者取得了不可思议的效果，而其他患者并没有时，他们往往会产生挫败感。事实上，他们可能已经尝试过许多种不同的疼痛缓解方法，但没有一种奏效。那么，为什么敲击会产生不一样的结果呢?

我们要做的不是把挫败感推到一边，而是先承认它的存在，以及它带来的负面影响。我们要接受这种挫折，并承认正是它导致生活“卡壳”。

摆正观点很重要且有益健康，但我们也必须承认每个人的独特性，并根据不同情况缓解疼痛。就算别人在开始敲击 1 小时后便达到了缓解疼痛的效果，也不意味着你连续两周的敲击是徒劳的。它只能说明你们的情况是不同的，所以需要不同的缓解疼痛的方法而已。

接受这一点并不容易，尤其当你努力后却效果甚微时。你非常想消除疼痛，恢复健康，开始新生活，所以才会在希望落空后感到挫败。但你必须直面这种挫败感，并通过敲击将它释放出去。

我知道，你想针对敲击的是疼痛，而不是挫败感。但你无法否认或忽略它的存在，因为它会持续累积。而挫败感累积的过程中，压力也在不断增加。并且，如果挫败感得不到释放，将对你的疼痛缓解带来负面影响。

现在，让我们开始针对挫败感以及尝试无效的疼痛缓解方法进行敲击。一开始，这种挫败感看起来会比疼痛更难控制，也许会令你痛苦不堪，但这也恰好说明了，释放这种情绪对你来说是多么迫切。

花一些时间调整好状态，勇敢面对并用心感受这种挫败感吧。首先，用 0 ~ 10 给你的挫败感以及疼痛强度评分，并记录到记事本里。接着，开始敲击吧。

手 刀 点：尽管我对疼痛束手无策，但我还是深爱并完全接纳自己。

手 刀 点：尽管我尝试多种缓解疼痛的方法都无效，而且因此产生了非常强烈的挫败感，我还是选择接纳自己并继续努力。

手刀点：尽管挫败感充斥着我的生活，我还是选择接纳它，并将它释放出来。

眉毛内侧：疼痛让我好受挫。
双眼外侧：为了将它释放出来，我做了那么多努力……
双眼下方：但是完全无解，怎么都不管用！
鼻子下方：这让我感到崩溃……
下　　巴：还有一种办法……
锁　　骨：如果还是不管用怎么办……
腋　　下：我烦透了这种疼痛。
头　　顶：让人崩溃的事情一件接一件。

眉毛内侧：它占据了我这么多时间。
双眼外侧：它占据了我的生活。
双眼下方：我想要原来的生活。
鼻子下方：这真是让人沮丧！
下　　巴：我所做的任何事都是徒劳……
锁　　骨：我不想再失望了。
腋　　下：我不敢再尝试了。
头　　顶：这种挫败感看起来永远也不会消失。

现在，用心感受并对情绪和疼痛的程度再次评分。继续进行消极敲击，直到评分降至 5 分以下，然后开始积极敲击。记住，这些提示语只是一种参考，你要学会用自己的语言描述你的真实情况。

眉毛内侧：我想试试情绪释放疗法……

双眼外侧：万一这一次有效了呢……

双眼下方：我想要高质量的生活……

鼻子下方：我要消除身体的疼痛……

下　　巴：现在我选择尽最大努力。

锁　　骨：我这么做是为了自己。

腋　　下：我要进步……

头　　顶：我知道改变正在发生。

深呼吸，用心感受，并从 0 ～ 10 为你的挫败感打分。继续敲击，直到分数降低至 3 分或更低。

在敲击过程中，注意感受你的疼痛是否发生了变化，并在记事本上记录所有变化。这些变化也许意味着你的疼痛与挫败感之间存在着某种形式的关联。

你是否愿意坚持 1 年敲击，彻底消除疼痛？

“我不确定这样对不对。”“进行敲击时，我的脑袋是混乱的。”

“我知道每天都需要敲击，但我好像永远也做不到。”希望将每一件事都做到完美的思维模式，正在阻碍我们努力向前。

每次有人跟我说以上这些话时，我就会提醒他们：“那些曾经有助于实现目标的思维模式，在消除疼痛上不起任何作用。在每件事上都追求尽善尽美，给自己施加过多压力，无法帮你缓解疼痛。你需要建立一种新的、更加健康的行为及思维模式。”

敲击的一大优势在于，你不需要做到尽善尽美。如果单纯为了进行更有效、更频繁的敲击而给自己施加压力，那么你可能会因为计划被打乱而承受更多压力。在疼痛缓解之旅中，你需要先用敲击疗法克服完美主义倾向。

慢性压力的来源有很多，完美主义倾向是最普遍的一种。在情绪释放研习班结束几周后，学员贝姬打电话向我反映情况，她表示，研习班上的敲击练习确实让疼痛得到了缓解，但研习班结束后，她很难坚持每天敲击。从她描述的生活细节中，我了解到，她回到了旧模式，她的精力和时间又开始被浪费了。

贝姬知道应该放慢节奏照顾自己，但又总是为自己设定超出能力范围的新任务，于是慢性疼痛回来了。与我通话之前，贝姬忙得晕头转向，甚至跌倒 3 次撞伤了眼睛。

摔倒之后，她的疼痛更剧烈了。事实上，贝姬已经意识到强迫自己做这么多事是在为难自己，但又不知道怎么才能停下来。

于是，我带领她针对如何减压做了一些敲击。在之后的几分钟里，贝姬觉得放松多了，并表示愿意放慢生活节奏。她看到了让自己持续处于极端忙碌状态会带来的负面影响。我太为她高兴了，于是想试着改变她的未来。

“想彻底消除疼痛，需要你每周针对疼痛敲击 1 小时，并坚持 1 年，你能做到吗？”我问她。“时间太长了，我没办法再等上整整 1 年！”很明显，想到要花那么长时间，贝姬有些不悦。

“好吧。那我给你两种选择：第一，继续像现在一样忙碌，1 年后仍然疼痛缠身；第二，放慢节奏，为自己适当减压，集中精力缓解疼痛，1 年后疼痛彻底消除。你选择哪一个？”

贝姬沉默了一会儿。“我想我会选择后者。虽然需要花费 1 年时间，但可以彻底清除疼痛，可我还是觉得时间太长了。”

通话结束前，贝姬表示会给自己少一些压力，并制订计划，将持续的、可实施的敲击练习当成日常工作。

有一点真的非常重要，所以我需要重申一遍：完美主义和工作狂模式很难打破。创造新的、更为健康的模式需要花费不少时间和精力。而且，即使你跳出完美主义模式，之后也可能“旧病复发”，重蹈覆辙，又开始被慢性压力折磨。

现在，在记事本里写下 3 件让你有压力的事情。然后，再列一张清单，写下能让你纾解压力的事情。例如，看电视、吃东西或者打游戏，等等。你必须对自己诚实。想想如果不做这些事情，你会有怎样的感受？你希望体验怎样的情绪？

通过这两张清单，你或许已经找到释放压力的旧模式。敲击这种积极有力的工具，可以帮你更健康、有效地纾解压力。接下来便是敲击练习时刻。开始敲击前，你要先给疼痛强度评分并记录到记事本里。

手 刀 点：尽管旧模式也能纾解压力，但我还是深爱并完全接纳自己。

手 刀 点：尽管旧模式也能释放压力，但我相信自己能找到新的、同样有效的方法。

手 刀 点：尽管压力重重、想要解脱，尽管知道正是这种心理让我无法脱离旧模式，但我还是选择相信此时此刻我是安全的。

眉毛内侧：我身体的某个部位需要这种模式……

双眼外侧：压力大的时候，我需要这种模式……

双眼下方：当我无法掌控时……

鼻子下方：当我需要逃避时……

下　　巴：这种模式让我感到安全……

锁　　骨：我想我需要这种模式。

腋　　下：我不知道怎样才能改变这种模式。

头　　顶：我想要改变这种模式，但不知道怎么才能做到。

眉毛内侧：我选择寻求其他方法。

双眼外侧：如果还有其他方法能让我感到舒服，并且平静下来……

双眼下方：我已经决定靠自己将压力赶走……

鼻子下方：我认为自己能够改变这种模式。

下　　巴：要是这比我想象的简单呢……

锁　　骨：太好了，我不用做对每件事情……

腋　　下：我只需要去做就好了。

头　　顶：我很乐意接受这种能让自己平静下来的新方法。

做完这两轮敲击后，再次检查疼痛强度，并为它打分。同时，你还要记录整个过程中体验到的情绪和生理上的变化。

敲击时，把让自己生活“卡壳”的焦虑说出来

跟我反馈敲击效果时，马克的嗓音低沉但略显紧张。在情绪释放研习班上，他身上的疼痛被顺利消除了，但几周之后又回来了。

虽然只是偶尔发作，而且不像原来那么严重，但旧病复发的那一天，马克还是过得非常糟糕。他感到后背中间部位非常麻，上背部火辣辣地疼，下背部还有一种尖锐的刺痛感。

当我问马克，对于旧病复发有什么感受时，他表示非常生气，因为疼痛是在他弯下腰准备捡起一件衬衣时发生的。他根本没想到这样一个不起眼的小动作会带来这么严重的疼痛。了解状况后，我带领马克开始针对疼痛部位进行敲击。几分钟后，马克下背部的尖锐刺痛明显缓解，强度从 8 分降到了 2 分，上背部的疼痛也从 5 分降到了 1 分，中间部位的麻木感也完全消失了。而巨大变化是在几分钟内发生的！

尽管为马克取得这样的效果感到高兴，但我还是觉得有必要做进一步的了解。于是我问起他的生活状况。马克告诉我，每天凌晨 3 点，他就会像被电击一样惊醒，他猜测这可能与焦虑有关。他还补充说，自己生活中的好几个方面都已经“卡壳”了。

“为我举个例子，或者说说你感到无能为力的某个方面。”

“比如，财务问题。”马克立刻回答，“我最近遇到的棘手问题有好几个，一想起它们，我就非常焦虑，并且想要逃避。”

当我们继续讨论财务问题时，马克的疼痛强度又上升到了 5 分。尽管我从来不希望患者承受更多的疼痛，但还是对他的这一变化感到兴奋。**疼痛强度的上升让我清楚地看到，马克的背部疼痛与财务问题引发的焦虑存在密切关系。**

这是非常有价值的信息。通过这些信息，我们才能找到疼痛产生的更深层原因。当我问起马克，是否还有其他更加具体的财务原因让他感到焦虑时，他回答说是财务计划。

在接下来的几分钟里，我们针对马克因财务问题，特别是在做未来计划时产生的焦虑进行敲击。一边敲击，我一边问了他一些问题，例如，这些财务问题带来了怎样的压力，疼痛与什么有关等。敲击不仅能够有效地解决问题，还能帮助我们发现那些被深埋心底却仍然产生影响的记忆和情绪。所以，在发现某个无法解答的问题时，你需要一边进行身体部位敲击，一边重复问自己同样的问题。

敲击几分钟后，马克想起成长过程中父亲是如何用钱来控制他和哥哥的。其中，有一段记忆伴随着来自金钱的恐惧和焦虑，浮现在马克的脑海里。当时，18 岁的马克刚从欧洲旅行回来不久。一个早晨，父亲一言不发地走进他的房间，把一大摞账单扔到床上，又走了出去。马克很害怕，不知道怎样才能让父亲签字，也不确定父亲是否会帮自己付账单，更不清楚这件事的后果：是切断经济供应还是残酷的体罚？

了解状况后，我让马克在敲击身体部位的同时，重复讲述这件事，直到记忆强度降低。随后，我让马克想象自己和财务顾问见面的场景。

展开不愉快的回忆时，继续敲击能够非常有效地帮助我们将情绪与回忆或场景联系起来。一般情况下，我们都可以通过敲击同时处理不同的情绪和事件，因为它在释放压力方面有着强大的功效。

“如果财务顾问认为你的财务问题完全无法处理，宣布你已经完蛋了，那么你要怎么办？”我问马克。“但我现在不是在和财务顾问对话，而是在跟我的父亲对话。”马克心里非常清楚。

一边回想，一边敲击时，马克的恐惧和焦虑转化成了对父亲的愤怒。他怪父亲没有指出自己错在哪里，要怎样改进。我继而让他针对愤怒进行敲击，同时使用一些提示语，例如，“针对这些对父亲的愤怒,我……”以及“我承受的压力和愤怒……”。

多轮敲击之后，我继续要求马克将提示语替换为“现在，我要释放所有压力和愤怒”以及“现在，我要冲着父亲释放这种愤怒”。

通过敲击，马克的疼痛和焦虑统统消失了。当我让他再次回想财务问题时，马克表示自己已经不再焦虑了。这时候，他的声音听起来明显比刚开始通话时轻松愉快许多。

“我现在干劲满满，想立马完成一些事情。”马克兴致勃勃地说。这表明他已经释放出焦虑和恐惧，准备将自己解脱出来，并开始处理那些曾经逃避的问题了。这样的转变虽然发生在几分钟之内，却会对马克的疼痛甚至整个生活产生重要影响。

试图清除一段记忆时，你可以使用放电影法：一边敲击身体部位，一边在脑海里将记忆以电影的形式进行播放。在这过程中，你要注意视觉、听觉、嗅觉上的，以及你能记起的其他任何细节。一次次地播放，直到回想时感觉不到任何情绪波动为止，这样你才能够将它彻底清除掉。

类似这样的案例有力地证明了，来自金钱、人际关系以及日常工作的压力，将以怎样的方式影响我们的生活。焦虑、恐惧等情绪会慢慢发展成慢性压力，继而转化为身体疼痛。我们需要停下来，看看疼痛背后隐藏的深层原因。

每日压力管理

一边敲击一边探索的方式，有助于我们及早发现隐藏在疼痛背后的、需要我们关注的大问题，例如马克与父亲的关系。让我们从审视日常生活中那些令人“压力山大”的事情开始吧。现在，想象你刚刚醒来，看到了昨晚列好的“今日待办事项清单”。

为了完成清单上的第一件事，你需要承受多大的压力？从 0 ~ 10 为它的强度打个分。例如，把孩子送到学校——7 分。将这件事和你给出的强度评分写进记事本里。另外，将你想起这件事时感觉到的疼痛的强度一并写下来。

怎么评判一件事情给你带来了怎样的压力？你可能是这样：“我感到疼痛，但孩子们还是一点都不配合。我渐渐失去耐心，甚至感到崩溃。”如果是这样，那做几分钟的敲击练习吧。你不需要纠结敲击时具体说些什么，表达真实感受即可。就像这样：

眉毛内侧：这太难了……

双眼外侧：为了让一切就绪，早上要做这么多事……

双眼下方：我觉得很不舒服……

鼻子下方：我已经筋疲力尽……

下　　巴：要做的事情实在太多了！

锁　　骨：我睡都睡不好。

腋　　下：这些事情能否变得简单一些？

头　　顶：为什么他们都不听我的话……

眉毛内侧：我需要有人帮忙完成这些事情……

双眼外侧：这对我的身体来说已经超负荷了……

双眼下方：疼得太厉害了……

鼻子下方：我没办法做完这么多事……

下　　巴：这只是一天的开始……

锁　　骨：到了晚上，我就会更疼……

腋　　下：如果能释放一些压力该有多好……

头　　顶：我知道它和疼痛有关……

用心感受情绪和疼痛的变化，并从 0 ~ 10 为它们打分。继续进行消极敲击，直到评分降低至 5 分以下，然后再进行积极敲击。记住，这些提示语仅仅作为参考，你应该尽量用自己的语言表达真实感受。

眉毛内侧：我可以针对压力进行敲击……

双眼外侧：我选择做一些对自己有益的事情。

双眼下方：当我将压力和紧张赶跑之后……

鼻子下方：我感觉好多了……

下　　巴：这样一来……

锁　　骨：我就能遇见更好的自己……

腋　　下：日子也将变得美好……

头　　顶：在一天的开始，我选择冷静地处理每一件事。

深呼吸并用心感受后，再次为情绪和身体感觉打分。继续浏览“今日待办事项清单”，直到你可以更加从容地处理它们。如果情况理想，负面情绪的强度会降至 3 分或更低。另外，请详细记录身体的任何变化。

与身体对话，听一听它和疼痛想要对你说些什么

正如我们所知，身体疼痛和心理层面（情绪）上的疼痛其实并没有明确的界限。本书中的疼痛缓解方法不仅针对身体疼痛，还包括与之相关的任何内容，例如，由于过去的错误、破裂的关系、身体功能的丧失以及人身自由的束缚所导致的挫败、担忧、愤怒、悲伤、失落等情绪。我们深入探索所有这些层面，但首先，你需要释放压力，与身体建立联系。

很多时候，你可能会感觉身体背叛了你，觉得它将你禁锢在疼痛之中，让你无法过上想要的生活。但正如我前面所说，是你自己不想与身体建立联系，因为这会导致疼痛加剧。然而，是时候解放身体，听一听它和疼痛想要对你说些什么了。现在，就让我们开始敲击，重新与身体对话吧。

想象一下，身体正在跟你说什么？你会因此产生多大程度的抵触情绪？从 0 ~ 10 为它的强度评分。同样想象一下，如果要与身体重新建立联系，你的抵触情绪有多强烈。另外，也为疼痛本身打个分，但注意与抵触感的强度区别开。将这些评分都记录下来后，就可以开始敲击了。

手刀点：尽管我不想与疼痛的身体建立联系，但我还是深爱并完全接纳自己。

手刀点：尽管现在身体与我为敌，但我还是选择接纳自己。

手刀点：尽管现在我的身体状态不好，还隐藏着各种各样的情绪，但我还是接纳这一切。

眉毛内侧：我不想与身体建立联系……

双眼外侧：它太让我失望了。

双眼下方：它带来了各种限制……

鼻子下方：建立联系后，我就有很多事情做不了了……

下巴：它禁锢了我……

锁　　骨：与身体建立联系好麻烦！

腋　　下：我不知道该怎么做……

头　　顶：那样做看起来不太安全。

用心感受，然后从 0 ～ 10 为这种抵触情绪打个分。继续进行消极敲击，直到评分降低至 5 分以下，再进行积极敲击。记住，这些话只起提示作用，你完全可以用自己的语言描述真实感受。

眉毛内侧：也许我可以开始考虑与身体建立联系了……

双眼外侧：说不定它正在尽力保护我……

双眼下方：它经历了太多……

鼻子下方：它正尽其所能地恢复健康……

下　　巴：我想要有更好的感觉……

锁　　骨：我希望身体能感觉良好。

腋　　下：如果我现在开始接受这样的身体会怎么样……

头　　顶：如果我现在开始和它一起努力会怎么样……

眉毛内侧：也许我能够与身体建立联系……

双眼外侧：如果我和身体都能恢复健康……

双眼下方：我想再给它一次机会……

鼻子下方：我知道它想要感觉更好一些……

下　　巴：我也希望能这样……

锁　　骨：现在，我选择与身体建立联系……

腋　　下：我正在慢慢接纳它，以及我自己……

头　　顶：我们正在一起恢复健康……

深呼吸，聆听身体的声音。你感受到的抵触情绪有多强烈？请从 0 ～ 10 为它的强度打分。继续敲击，直到抵触情绪与其他负面情绪的强度都降低至 3 分以下。同时，你要注意疼痛方面的任何变化。

耐心坚持，不可思议的效果就会发生

薇姬也是情绪释放研习班的学员。研习班上，她大胆与大家分享了自己的经历和困难。研习班结束后，薇姬的疼痛又回来了，而不是如期望的那样一身轻松。但在研习班上，薇姬发现了一些简单的、容易被忽略的，却会对生活产生重要影响的事情。

薇姬分享说，医生曾无情地告诉她，她将在轮椅上度过余生。从那以后，她便一直生活在疼痛之中。在研习班结束后的电话回访中，薇姬告诉我："我是带着一丝希望（从研习班）回家的。如果所有人都能通过敲击取得这样的结果，那我就有希望。我再也不愿意放弃'希望'这个词了。"

从她的话语里，我听到了坚定的决心。当我问起，此时此刻，她后背部的疼痛强度如何时，她说差不多是 8 分。"好的，那么你的生活中发生了什么变化？"她告诉我，自己曾感觉被太多事情压得喘不过气来，因此敲击时很难集中精力。尽管充满希望，但她还是因为未能通过敲击达到消除疼痛的目的而感到挫败。

当我问她是否愿意针对这种挫败感进行敲击时，她痛快地回答："当然。"在针对薇姬的挫败感以及背部疼痛进行几轮敲击后，她告诉我："简直不可思议！"薇姬还说，敲击时她感到后背有一股热流涌动，这是前所未有的感觉。几分钟后，薇姬背部的疼痛消失了。这也是她很久以来没有过的经历。"我终于能彻底摆脱疼痛了，这简直难以置信！就好像时光倒流，我回到了健康的时候，并刚刚度过了一个非常美妙的周末。太不可思议了！"

"敲击的过程中，你想起了什么吗？"我问薇姬。"什么都没有。"她回答说，"我只是专心针对这种挫败感进行敲击。我们都在集中精力，但我是将大量注意力放在敲击挫败感上，而你更关注我的问题。现在我感觉妙极了！"

对于薇姬，我最看重的是她坚持敲击的巨大决心。而她之所以如此坚定，是因为在为期 3 天的情绪释放研习班上，她目睹了许多人成功获得了想要的结果：每次有所突破后，他们就站起来，轻松地弯下腰，左右摇晃身体。要知道，在进行敲击之前，这些简单的动作对他们来说都疼痛难忍。

虽然薇姬一直没能成为他们中的一员，但仍然怀抱着一丝希望。她坚持敲击，又在几近绝望时，通过一个简单的回访电话得到了想要的结果。她的故事很好地说明，敲击疗法用在不同人身上确实会出现不同的效果，但耐心和坚持终将为你带来回报。

薇姬怀抱希望，并迈出了疼痛缓解之旅的第一步。通过情绪释放疗法，她给了身体一个恢复健康的机会，也给了自己一个重新掌控生活的机会。

还有一点非常重要，那就是，你的挫败感也许正是导致你“卡壳”的原因。我不止一次地看到患者因为持续的挫败感而被禁锢在疼痛之中。释放这种挫败感，你将收获里程碑式的进步。

想象“未来的自己”

想象“未来的自己”、憧憬更健康更光明的未来，是一种简单又深刻的缓解疼痛的方法。你可以在记事本里描绘未来画面，也可以单纯地在脑海中想象一番。

在后文中，我们将引导大家深入地审视自己，从而更具象地畅想并创造未来。除了减轻疼痛，这项简单的练习甚至会影响你的整个生活。你可以一边敲击身体部位，一边从多个方面想象“未来的自己”，下面这 3 个问题或许可以帮到你。

- 放松和内心平静时，我会有怎样的表情？
- 压力较小时，我会关注些什么？
- 谁最能注意到这些变化？

THE TAPPING
SOLUTION FOR
PAIN RELIEF

第 4 章

开始疼痛时，你的生活发生了什么事情？

慢性疼痛更像一场风暴，生理上的、精神上的、情绪上的因素以某种特定的方式于“风暴”中结合起来，共同制造了慢性疼痛。你的目的是持续运用敲击手段，从不同的角度深入探索问题，从而找到终结慢性疼痛的办法。

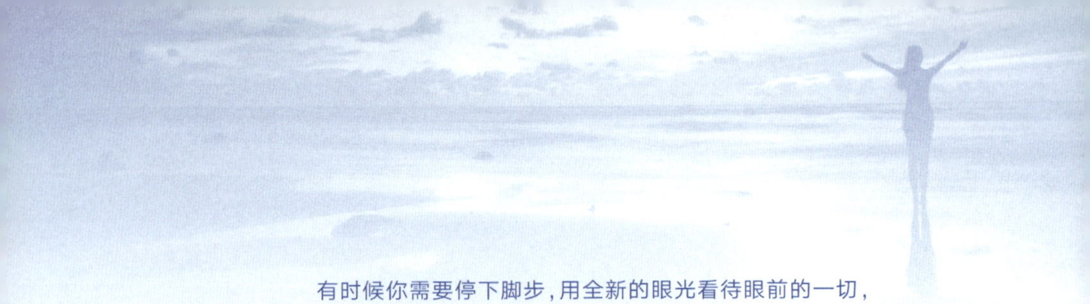

有时候你需要停下脚步，用全新的眼光看待眼前的一切，
而不是像机器一样不断重复。

《感恩日记》(*The Gratitude Diaries*)

“开始感到疼痛时，你的生活中发生了什么事情？”这个问题非常简单，然而我的客户却很少被医生、朋友或家人这样问。他们经受着各种折磨，身体被刺穿、被实验、被扫描、被隔离，甚至需要开刀，但从没有人真正看着他们的眼睛，承认他们不仅是一堆细胞、肌肉、神经和骨头的组合体。

就像你一样，他们每一个人都是独特的，不是仅由细胞、神经、四肢等组成的复杂网络，还是有思想、有情感、有需求、有经验的人。我们身体内部的组合系统非常特别，以至于现代医学也无法完全搞清楚。并且跟你我一样，人人都拥有自己独特的故事。

从这一章开始，我们将会重点关注你的故事。我们会从不同的角度审视你的经历，并从各个方面发现其独特性，进而找到疼痛的真正原因。

引发疼痛的事件：生理事件与情绪事件

开始敲击前，我们需要重点了解疼痛产生时，你的生活发生了什么事情，以及它对情绪的影响。这就是病人来求助时，我会问“开始疼痛时，你的生活发生了什么事情”的原因。虽然这只是众多问题中的一个，但它的力量非常强大，可以在一开始为你指明方向。

要彻底理解事件对疼痛的影响，需要给“事件”下定义。这里所说的事件，不仅包括一次性的偶然事件。根据经验，我将可能引发疼痛的事件分为两类：生理事件和情绪事件。生理事件包括事故、伤害等，情绪事件则指让人难过的时光，或具体的情绪创伤事件。

想一想，当你第一次感到疼痛时，生活中发生了什么事情。你要努力回想那段时间里，生活中发生的全部事件。即使疼痛最初来自一场事故，你也要从多个角度回首那段时间经历的情绪事件。正如我们将要看到的，慢性疼痛的元凶通常不是单一的，而是情绪事件和生理事件共同作用的结果。

现在，一边回想，一边在记事本上记录。可能的话，找个安静的、能够让你集中精力的地方。你也可以闭上眼睛，一边回忆，一边敲击身体部位。敲击结束后，再将想到的每个细节记录下来。在回忆的同时进行敲击是非常有效的方法，它可以让你的身体平静下来，这样，潜意识里的想法、回忆、思绪和感觉才能更快浮出水面。

根据下面的清单回答问题，并将答案记录在记事本上。如果之前你已经回答过其中某些问题，就可以直接跳过它们。当你觉得某个问题不太容易回答时，请反复提问，并同时按顺序敲击身体部位，看看能想起些什么。

- 工作或财务方面出现了什么问题？
- 人际关系出现什么纠纷了吗？
- 家人遇到什么麻烦了吗？
- 家里发生了什么事情？
- 朋友们发生了什么事情？
- 健康出问题了吗？
- 身体有什么异常吗？
- 还发生什么特别的事情了吗？

写下你记得的所有细节后，将其通读一遍。记录时注意在旁边留出空白，以备后面补充。在本章的后半部分，我会让你针对所写内容逐条进行敲击，但现在，我们先来看看情绪状态会对你的身体康复产生怎样的影响，以及这些事件是否造成了慢性疼痛。

“照顾妈妈时，真的没有任何人来帮我”

我第一次让妮科尔抬起右臂时，她犹豫了一下，但还是照做了。然而，手臂刚刚抬高 10 厘米左右，她就赶紧将它垂下。“我的右臂活动起来很困难。”妮科尔指着右侧肩膀说。受伤之前，她在工作中需要一直重复上举右臂的动作。现在，她的右侧肩膀已经疼了差不多 3 年。

回想起当时的情况，妮科尔说：“我简直是在将自己往坟墓里推。”自从受伤后，她的生活就受了很大限制。“有时候，我甚至只能一直躺着。”她说着，语调平静又带着忧伤。妮科尔已经接受了两次肩部手术，但疼痛并没有如预料的一样消失。

在墨尔本的情绪释放研习班上，妮科尔自愿上台，与大家分享了她的故事。当我问及肩部疼痛的强度时，她说达到了 7 分。此外，她表示还感受到一种从脖子往下扩散至全身的神经痛。接着，我带领妮科尔针对“扩散至全身的神经痛”做了一些基本敲击。

敲击过程中，妮科尔说自己突然感觉到肩膀上有一种震颤性疼痛，随后它又迅速转移到了手臂上。“我的肩膀不像原来那么疼了，现在的疼痛强度差不多是 6 分。”当我再一次让妮科尔试着抬起右臂时，她抬起的高度比几分钟前高 2 厘米了。

妮科尔看起来轻松了一些，于是我问她关于肩膀疼痛的想法。“我很担心它。”她回答道。“你在担心什么呢？”“我已经忍受了这么久，而不知道要忍到什么时候。我看不见希望，但又希望能够摆脱疼痛，步入新的生活。”

接着，我们开始针对性敲击妮科尔“对于肩部疼痛的担忧”“无法活动的肩膀”以及“我对于疼痛无法消除的所有担心和害怕”。几轮之后，我问她是否感受到了任何变化。她笑着说：“刺痛感还在。”她试着抬起手臂，比上一次高出了二三厘米。“还是非常疼，”妮科尔说，“但我感觉手臂里有一股能量在流动。”评估疼痛强度时，妮科尔给出的评分又降低了一点。尽管肩痛仍然存在，我还是看到了她脸上洋溢的兴奋。

接下来，我让妮科尔一边按顺序敲击身体部位，一边描述受伤时发生的事件。另外，我还要求她同时关注回忆中的情绪、细节，甚至颜色，也就是使用放电影法。

还没开口描述，妮科尔的眼泪就流下来了。之前，她在一艘巡洋舰上担任乘务长，这是一份理想的工作。后来母亲生病了，妮科尔不得不辞去乘务长一职到一家中介机构当临时工。

为了保证收入，妮科尔要比在巡洋舰上工作更长时间。不幸的是，她母亲后来又罹患阿尔茨海默病，妮科尔不得不一边高强度、长时间地工作，一边照顾她。“那段时间，我压力非常大，情绪状况也不好。”她说，“没有人能帮我。我要照顾妈妈，要努力工作，要忍受疼痛的折磨……说出来感觉好多了。”她补充了一句。

接着，我们开始针对妮科尔经历的心灵创伤进行敲击，正是这种创伤导致她无法正常活动肩膀。一轮敲击过后，妮科尔表示右侧身体里感觉很热。“是一种很热的疼痛感，”她说，“好像有什么东西在移动。”接着，她试着再次抬起右臂，这一次比之前又高了好几厘米。妮科尔兴奋得大笑起来，她太惊讶了。尽管取得了不错的效果，但妮科尔的疼痛强度还是 5 分，是时候更进一步了。“右侧肩膀开始疼痛、无法正常活动的那段时间，你还经历了什么事情？”我问妮科尔，“疼痛和无法活动对你的情绪产生了什么影响？”

强忍泪水和悲伤，妮科尔承认说，家人给了她深深的伤害：“照顾母亲的那段时间，真的没有任何人来帮我。”我又问她：“现在，对于家人，特别是针对母亲病重期间他们的袖手旁观你有什么感受？”“我已经原谅他们了。”她不假思索地说。“那么，你的肩膀也原谅他们了吗？”我追问道。妮科尔笑了笑，表示自己也不知道。

配合提示语——“尽管我已经原谅了他们，尽管肩膀上的疼痛未消除，但我还是深爱并完全接纳自己”，我们又重新进行了几轮敲击。这一次，我们针对敲击的是妮科尔对于家人袖手旁观的愤怒。

就在最后一轮敲击即将结束时，妮科尔反复几次打开又握紧右手。“怎么了？”一结束敲击我就问她。“它变冷了，不再发热了。现在我感觉手臂发冷并带有刺痛感，它好像发生了一些变化。”妮科尔的脸上挂着一种解脱后的轻松表情。

仅仅 20 分钟的敲击，就很大程度地缓解了妮科尔的肩部疼痛。受伤之后，这是她第一次能够将手臂抬高 45°。此外，她还找到了引起疼痛的真正原因——因家人对母亲病重袖手旁观而愤怒。当我问妮科尔是否要继续敲击、继续释放愤怒情绪时，她开心地点点头。如果仅仅敲击 20 分钟就能减轻近一半的痛感，那么继续坚持敲击，妮科尔就很有可能完全摆脱疼痛的折磨。

现在让我们快速回顾一下，我是怎样指导妮科尔找到导致她肩膀疼痛的核心情绪和原因的。

1. 引导她说出身体出现的问题，讲述疼痛背后的故事。
2. 检查疼痛强度，并评分。
3. 直接针对疼痛感进行敲击。
4. 再次检查疼痛强度，发现从 7 分降到了 6 分。
5. 进一步探索肩部疼痛背后隐藏的情绪。
6. 针对这种情绪（担忧）进行敲击。
7. 再次检查疼痛强度，发现已经降到了 5 分。
8. 让她按顺序敲击身体部位的同时，分享与疼痛有关的经历。通常这时候，患者已经进行了几轮身体部位敲击，会比开始时要放松一些，是深入探索引发疼痛的深层原因的最佳时机。

9. 再次检查疼痛强度，发现仍然是 5 分，疼痛并未得到进一步缓解。基于这样的情况，我让她继续敲击，同时试探性地提问题——你的疼痛到底与什么有关？

10. 随着深入探讨，我们了解到她的家人在其母亲病重期间没有提供帮助的事实，由此发现疼痛的来自于她的愤怒。于是我们继续敲击，直到疼痛几乎完全消失。

打扫“情绪房间”，首先清扫“重污区”

处理类似情绪事件时我们要注意：敲击不是一种擦除工具。并不是说，只要简单地敲击几轮，无法活动的肩膀就能一下子恢复正常。敲击之所以有效，是因为它能够帮助你在感受疼痛的同时挖掘背后的情绪，并在整个过程中，将情绪和身体中令你“卡壳”的因素关联起来。完成整个过程也许需要一些时间。

我是在一年一度的情绪释放疗法世界峰会上采访《生命的重建》（*Heal Your Life Workbook*）作者露易丝·海时才意识到这一点的。

采访中，我和露易丝谈论到敲击，以及它对负面情绪的作用。我问露易丝：“我们应该如何应对内心以及生活中的各种挑战？你比世界上任何人都相信积极思考的力量，但为什么又认为回顾过往事件是如此重要？”露易丝还是像往常一样温柔地回答我：

“如果想要打扫一间房间，你必须先看到灰尘。这样，你才能更有针对性地清扫。”

露易丝是对的。将矛头对准最初感到疼痛时发生的事情，相当于直接清扫“重污区”——情感方面、精力方面和生理方面。而本书的目的正是为大家介绍“打扫房间”的整个过程。我知道，让你在感受疼痛的同时再次体验那些令人难过的情绪并不容易，但“回到过去”正是整个疼痛缓解过程中最关键的一步。

生理事件：疼痛“风暴”不仅仅是你的责任

讨论生理事件（比如妮科尔的案例）的影响时，我们还要关注情绪如何作用于疼痛。不难发现，情绪常常会导致慢性疼痛，但也有例外。大多数情况下，疼痛产生的原因都不止一个。并不是说在生活中感到“压力山大”，你的后背就会开始疼痛。

疼痛往往是多种情况共同作用的结果。但如果长期处于“高压”状态，后背的疼痛也许会逐渐发展成慢性疼痛，一步步啃噬你的身体。到了这种地步，每当你拉伸后背肌肉时，都会感到疼痛。渐渐地，你会因为害怕疼痛加剧而越发小心，最终导致身体更加脆弱、更容易受伤，并像这样一直恶性循环下去。

这些运动、情绪、生活琐事以及其他因素累积起来，最终导致了慢性疼痛。因此，即使我们和妮科尔一样，需要做重复性的可能伤及肩部的工作，但如果没有承受她那样的巨大压力和情绪波动，我们的肩部疼痛也许在几周内就会康复。

了解慢性疼痛的生成过程，可以让我们少一些自责：疼痛与情绪有关，而不仅仅是你的责任。但同时，你的情绪、生活以及身体也未曾做错什么，不必为疼痛买单。负面情绪只是一种自然的正常体验，并不能直接带来慢性疼痛。负能量、遗传基因、错误决定或其他任何一件事也无法直接导致慢性疼痛产生。慢性疼痛更像一场风暴，生理上的、精神上的、情绪上的因素以某种特定的方式于“风暴”中结合起来，共同制造了慢性疼痛。

幸运的是，通过一层层分析疼痛的形成过程，我们找到了应对风暴的方法。例如，通过敲击释放“卡壳”的情绪和能量，同时摄入更多营养、加强锻炼。另外，一些必要的药物辅助，也能够帮助我们有效克服慢性疼痛。

要知道,每个人都是独特的。你的目的是持续运用敲击手段，从不同的角度深入探索问题，从而找到终结慢性疼痛的办法。

一边敲击，一边讲出你的故事

如果你的疼痛来源于某个生理事件，比如一次伤害或事故，那么现在就对其进行敲击。 但如果情况并非如此，你可以直接跳过这一部分，学习下一小节内容。闭上眼睛，想一想你第一次感觉疼痛时遭遇了什么事情。回忆过往事件时，你的情绪强烈程度如何？从 0 ～ 10 为它打个分，并将数值记录下来。

按顺序敲击身体部位的同时，说出你的故事，包括你能记起的任何细节。试着将那段时间发生的每一件事情都包含进去。如果你的工作、人际关系或家庭恰恰是加剧疼痛的压力源，那么，在敲击生理事件之后，也要针对这些问题进行敲击。

如果这些事件带来的精神刺激强烈到你无法独自承受，那么，我建议你寻求情绪释放专家的帮助。下面的敲击剧本可以让你了解到当你“讲故事”时，敲击看起来是什么样的。

眉毛内侧：我们在去看电影的路上……

双眼外侧：我在开车，妹妹坐在副驾驶的位置。

双眼下方：外面正下着大雨。

鼻子下方：我刚刚换了车道，打算从下一个出口下高速。

下　　巴：这时，有辆丰田汽车从后面跟了上来，和我的车并行。

锁　　骨：我们被挤得无路可走。

注意：例如，说到“我们被挤得无路可走”时，你也许会感到很不舒服，针对这句话继续敲击，直到不舒服的程度减轻为止。在任何感到不安的时候，你都可以向情绪释放专家求助。

腋　　下：我们被挤得无路可走。

头　　顶：我们被挤得无路可走。

眉毛内侧：我们被挤得无路可走。

双眼外侧：完全束手无策，我不知道该怎么办……

双眼下方：两辆车就快撞上了……

鼻子下方：我们被挤得无路可走。

下　　巴：我不知道该怎么办……

锁　　骨：我非常害怕。

腋　　下：我们被挤得无路可走。

头　　顶：我知道两辆车就快撞上了，但我什么也做不了。

现在，停止敲击，继续对这个事件进行电影回放，并重复描述当时的情况。当你一边想着“我被挤得无路可走”，一边说出这句话时，体会自己的感受，并从 0 ～ 10 为它的强烈程度打分。如果你仍然能感觉到情绪上的波动，那么继续敲击，不断重复这些话，并再次体会自己的感受。

重复回放电影，直到回想起事件中的关键情节时你不再有强烈的情绪波动为止，然后再继续将故事讲完。

任何让你感觉到情绪波动的情节，都是应该停下来敲击的重点。当你能平静地讲完整个故事时，就算是彻底将其背后的负面情绪清除掉了。

情绪事件：从记忆中层层剥茧，让深层情绪浮出水面

情绪事件与生理事件不同，它们会从心理层面影响我们，而不是生理层面。此类事件通常已经潜藏在我们的记忆里很长一段时间，同时附带着不同层面的情绪。我们需要将这些情绪都释放出来，才能真正缓解疼痛。

就在最近，黛比得知丈夫要被调到肯塔基州去。这个消息来得太突然、太出乎意料，让黛比产生一种强烈的窒息感。毕竟他们刚刚才为女儿找到合适的特殊教育学校，那花了他们好几年的时间。一想到要找新学校，黛比就觉得头疼。更糟糕的是，她大腿和右手的慢性疼痛也更严重了。“我感觉就要被这些情绪淹没了。”黛比强忍住泪水说。

为了让黛比从翻腾的情绪中平静下来，我们快速进行了几轮敲击。黛比放松下来后，我问最初开始疼痛时，她遭遇了什么事情。

几年前，当时黛比刚将女儿送到一所寄宿学校。“其实，自打知道自己怀孕，我就一直有负罪感。”黛比补充说。我让她一边按顺序敲击身体部位，一边讲述自己的故事，特别是那些跟怀孕相关的故事。“那年我 29 岁，完全不想怀孕，不想当妈妈。”她一边抽泣一边说。

怀孕期间，黛比被要求卧床休息，当时是父亲一直陪着她。黛比的父亲拥有坚定的信念，认为“信仰可以创造现实”，并经常

以此教导女儿。让黛比震惊的是，父亲明确指责她在怀孕这件事上的不负责。“这个孩子希望自己能消失，因为知道你不想要他。你必须让他知道你有多爱他，多想生下他、养育他。”父亲对她说。

于是，本来就在深深自责的黛比，又因为父亲的指责变得更加憔悴不堪。“这件事已经过去很久了，而且当了妈妈后，我也发生了非常巨大的变化。”她说，“正是这些指责让我越发地觉得自己必须做出改变，并开始按照别人的要求成为一位妈妈。”

通常，当创伤性事件发生时，我们都会努力说服自己相信，从中得到了教训和智慧就意味着进步。也许在某种程度上我们的确进步了，但由创伤性事件带来的情绪会存留在身体里。如果不能彻底将这些情绪释放出去，身体就会不停地制造慢性疼痛。正如前面提到的，身体会用制造疼痛的方式引起我们的注意，传达某些重要信息。只有彻底释放这些情绪，我们才能真正终结慢性疼痛。

接下来，我问黛比：“你觉得自己的负罪感表现在身体的哪个部位？”“我想是在胸口。我总是想吐，但喉咙里却有一种被噎住的感觉。我感到无法呼吸。”于是，我们针对黛比的负罪感进行了一些敲击，但没有涉及疼痛背后的深层原因。

接着，我又问黛比：“你的负罪感从何而来？”“每当我努力去做某件事情，或者是找到一份新工作时，都会因为需要照顾女儿而不得不放弃。这让我非常沮丧、非常失落。这样的情况一而再再而三地发生，我永远无法做想做的事情。我不知道如何在坚持做自己的同时当好一位妈妈。”

我建议黛比针对无法为自己做任何事而产生的愤怒进行一些敲击。敲击过程中，她突然停下来对我说：“哇！我真的从来没想过这是愤怒，还一直以为这是负罪感。”

作为有意识并且习惯关注自身的个体，大部分人都会在自我发展上投入时间和精力。在这个过程中，我们会自然而然地开始对情绪状态进行“诊断”。黛比的诊断结果是对于女儿有负罪感。这种负罪感固然需要重视，但其中还隐藏着更为强烈的情绪，那就是她对于自己除了当妈妈以外一无所成的愤怒。

你可能已经知道如何剥开层层情绪外衣，但你可能还想知道，如何才能到达底层，真正完成敲击。在这一过程中，你也许会发现，一次针对性敲击一个层面，能够将情绪强度降至 2 分以下。稍稍喘口气，再次回忆这个事件时又会发现它的另外一个层面，这时候，你需要再进行一次敲击才能降低其强度值。但如果你有耐心，能够长期坚持的话，终有一天能把所有层面的负面情绪及疼痛的数值都降到 0 分。

敲击时的自我情绪诊断

针对事件进行敲击，就像是在迷宫里寻路，我们总会遇见意想不到的转弯口。因此，进行自我情绪诊断时要尽量保持开放心态，并不断向自己提出疑问。一旦与某种情绪产生连接（如黛比与负罪感），你首先要关注这种情绪并针对它进行敲击，接着，保持好奇心并继续深入探究。你感受到其他情绪了吗？这种情绪背后又隐藏着什么？

大多数人从小就被教导要和情绪做斗争，因为某些特定情绪是我们不应该有的。甚至还有人说，在某种特定情况下感受某些特定情绪是不合适的。不幸的是，当我们否认负面情绪时，它们通常会变得更强大。只有在我们接受时，它们才能得到释放。这就是为什么要将“我深爱并完全接纳自己”设定为问题描述语。我们要训练大脑注意并接受所有的情绪，这样才能释放它们。

针对愤怒进行敲击的过程中，黛比还与我分享了更多的感受。“愤怒对我来说是一种最自私的情绪。”她说，“意识到自己的愤怒让我更加有负罪感了。当一位称职的妈妈才是最重要的，我怎么能对此表示愤怒呢？”

我们继续敲击，并在这个过程中加入了一些类似“感到愤怒很正常”的提示语。接着，提示语又变成了：“我很生气，因为……”按顺序敲击身体部位时，黛比第一次表达了自己的愤怒。一方面，她想成为一位妈妈；另一方面，当了妈妈后她就没办法创建自己的事业。

“我很生气，有了女儿，我不得不放弃自己的梦想。我不再是一位美丽公主，我只能是一个绝望主妇。我知道自己是一位好妈妈，但我还是很生气，因为现实中的自己和我希望成为的样子完全不一样。我也生自己的气，因为我说的每一句话都是最自私的。”黛比抽泣着说。

中场休息时，我让黛比评估一下疼痛的强度。她告诉我，髋部疼痛已经从 8 分降到了 4 分。接着我又问她："你认为，在髋部疼痛的背后，隐藏着什么样的情绪？""悲伤。"黛比回答说。于是，我们针对她的悲伤进行敲击。敲击过程中，我不停地向她提出同样的问题。

几分钟后黛比发现，她的髋部疼痛背后隐藏的情绪其实是恐惧。"我不敢想象，如果没有女儿我会是谁……我想过光鲜体面的生活，而不是像现在这种平庸无趣的生活，但我又不敢重新开始创建自己的事业。尽管知道自己已经拥有很多，但我还是害怕自己不满足。"

在继续针对与髋部有关的情绪进行敲击时，黛比逐渐弄清楚了矛盾心理的由来。一方面，因为害怕疼痛加重，黛比被迫深陷眼前的生活。但另一方面，她又非常希望摆脱现有的生活。黛比最希望的就是在当妈妈的同时，再次成为黛比。她需要知道怎样才能兼顾二者，但这才是最可怕的。每次当她努力想要实现这个目标时，总会有些事情告诉她鱼和熊掌不可兼得。她害怕一次又一次地失望。

问问自己，你是否诊断过自己的情绪状态？如果有的话，那么，有没有哪个层面的情绪被你忽略了？针对黛比的恐惧、疼痛，以及希望向前迈一步的愿望敲击了几轮之后，我让黛比再次评估疼痛强度。这一次，数值已经降到了 1 分。

“我感觉好像做了一次全身按摩。”黛比的声音非常放松。“40 分钟的敲击证明，疼痛是可以缓解的，那么，你是否觉得自己敲击会更舒服一些呢？”我问黛比。“当然。”她回答说，“这种感觉真的很好。”

我当然希望黛比的疼痛就此永远消失，但鉴于她情绪的复杂性，黛比很可能需要继续针对那些不断浮出水面的情绪敲击。随着时间的推移，当她真正将导致自己“卡壳”的深层情绪和能量释放出来时，疼痛才能得到更持久的缓解。到那时，她一定能找到方法让自己过得更好，并成功应对造成慢性疼痛的风暴。

一次一种，深入挖掘

我们已经对情绪事件有了一定的了解，是时候开始探索生活中的情绪事件将如何影响你了。**有一点很重要，那就是你必须亲自完成整个过程：努力挖掘出每一层面的情绪，且一次只挖掘一种，然后针对每一种新冒出来的情绪进行敲击。**

认真回忆最初感到疼痛的那段时间。想一想，开始疼痛的一周前发生了什么事情？一个月前呢？当天的情形如何？ 随后发生了什么？一边在脑海中播放电影，一边按顺序敲击身体部位。例如，如果你知道那段时间里，你的工作压力非常大，你非常紧张，那么，仔细想想你为什么那么紧张，都做了什么，以及这种紧张是如何影响生活的其他方面（如人际关系、身体以及财务状况等）的。尝试在敲击身体部位的同时，把你能想到的事情都说出来。

在这一章的最后，同样地，我希望你能回答以下问题，一边敲击身体部位，一边感受、想象或憧憬“未来的自己”。

- ⊙ 如果这个事件不是那样惨淡收场的话，现在会有哪些不同？
- ⊙ 你想对当时的自己说些什么？
- ⊙ 对你来说，封存那段记忆，具有什么样的意义？
- ⊙ 你将从哪些方面找回原来的生活？

回想开始疼痛时发生的事件后，我们还需要通过医生给出的诊断，找到那些助长慢性疼痛的一般情绪事件。如果你还未接受过任何诊断，也可以跳过下一章，直接阅读第 6 章。

第 5 章

诊断结果带来的创伤，也要好好处理

“这样的诊断结果对我打击非常大……还有他告诉我的方式……”要想消除疼痛，你必须先修复诊断结果带来的心灵创伤，释放负面情绪。不论当初诊断结果有多严重，敲击都能由内而外彻底改变你的世界。

了解自己的极限，了解自己在何时需要更多的帮助，只有这样你才能确保自己能够及时地获得所需的支持。

《轻疗愈：找个心理医生聊聊也没关系》(*Are u ok？*)

萨拉的恐惧和紧张很快便转化成了愤怒。为了检查髋部到底出了什么问题，她已经等了一个半小时，但骨科医生迟迟没有出现。那个阴冷的、毫无生气的房间里只有几本旧杂志可看，这无法吸引她的注意力，无法让她不再关注疼痛和漫长的等待，以及由此带来的崩溃感。

一年前，萨拉髋部受伤落下的慢性疼痛开始让她无法像原来那样自如活动、骑马或照顾农场里的动物。多次尝试不同的疼痛缓解方案并终告失败后，萨拉妥协了，决定向专科医生求助。

终于，检查室的门开了，一位医生走进来。他只是对萨拉简单地点了点头，没有为自己的迟到道歉就直奔主题，询问起髋部的情况。

“我的髋部出了问题。”萨拉指着身体右侧回答。然而，萨拉还没来得及开口再说一句话，医生便抓住了她的右脚，猛地向右侧一掰。她疼得马上把脚缩了回去。“你得换一个新的髋关节。”医生毫无表情地说。

震惊之余，萨拉还想问几个问题，但每次一开口就被打断。医生从医学的角度为萨拉说明了髋关节置换手术需要做的准备后，便走了，留下她一个人。房间里阴冷依旧，只是现在的萨拉比刚才更加沮丧和失落了……

薇姬后背的疼痛非常严重，以至于她不得不同意接受脊椎手术。自从二十几岁时被诊断为脊柱侧凸，薇姬几乎尝试了所有的治疗办法：罗尔芬健身法（Rolf ing，即身体姿势训练与肌肉按摩相结合的健身法，具有缓解肌肉发死和关节僵硬的功效。——译者注）、脊椎推拿治疗、针灸、理疗，等等。“为了不再吃药，我几乎尝试了所有办法，”薇姬说，“然而疼痛却更严重了。”

于是，薇姬开始觉得，手术也许是唯一的选择了。医生来到检查室后，连招呼都没打就直接对薇姬说，他已经看过核磁共振的片子，发现情况有些糟糕。一残忍地宣布完这个令人崩溃的消息后，医生就转身离开了……

我听过成百上千起这样的案例，其中的患者都得到了非常令人崩溃的诊断结果。这样的结果（尤其当医生以糟糕的方式告知你）更像是一记重拳：你惴惴不安地坐在医生的办公室里等待结果，这时，一位身穿白大褂、像是刚做完实验的人走进来，扔给你一道“晴天霹雳”。你感觉自己像被判了终身监禁，不能申请减刑，永远没有出狱的一天。

在传统观念的影响下，我们总会觉得医生是正确无比的，因为他们掌握着所有信息。于是，我们认为情绪上的问题只能自己解决，只能独自一人在彷徨和恐惧中慢慢消化着灾难性诊断结果带来的巨大心灵创伤。

要想消除疼痛，你必须先修复诊断结果带来的心灵创伤，释放负面情绪。因为它们很可能影响着身体与疼痛之间的关系，以一种你很少甚至无法察觉的方式。只有针对性处理各方面的问题，你才能清楚找到那些可能与慢性疼痛有关、给生活带来困扰的情绪压力。

“你以后很可能得坐轮椅”，是真的吗？

从踏进检查室的那一刻起，我们的身体就成了医生能够以各种方式随意处置的物件。毕竟他们学医多年，拥有高得吓人的学历，以及我们根本不懂的复杂精密的知识体系。同时，他们还掌握着佐证手段，例如，扫描仪、X 光片等。那些只有他们能读懂的测试数据，都在陈述着关于我们身体为什么会持续疼痛的冰冷事实。

“最后你可能得坐轮椅”“你必须学会忍受长期的疼痛”“如今病情加重，我们也无能为力”，听到诸如此类的话，大多数人立刻就会被震惊，被吓得动弹不得。在本章中，我们将学习如何处理这些情绪，但首先让我们看看这些诊断结果，以及包括震惊、恐惧在内的各种情绪是如何影响身体的。

要不是受到疼痛的折磨，50 多岁的玛尔塔还会是一位非常积极健康的女士。那天，她到一家有名的私立医院见了一位医生，一位非常受人尊敬的外科专家。玛尔塔想知道，为什么自己的脖子和背部会那么疼。

玛尔塔满心不安地在检查室里等候着，同时期待这位医生能够帮她消除疼痛、回归正常生活。

走进房间后，医生快速地打了个招呼，对玛尔塔说："我已经看了你的核磁共振片子。很不幸，你的脊柱已经开始坏死，我们也无能为力。你以后很可能得坐轮椅。"

听到这些话后，玛尔塔开始心跳加速，狂冒冷汗，呼吸困难。大脑里的警报中心——杏仁核，开启了高度预警状态。五级警报激发了"战斗还是逃跑"的应激反应，这让玛尔塔陷入激烈的思想斗争中。很快，她身体里的每一个细胞就会被皮质醇以及其他各种化学物质淹没。大脑也进入身体遇险应急模式，不知道怎么摆脱突如其来的恐惧和压力——那是医生刚刚下达的、没有一丝希望的诊断结果带来的。

玛尔塔大脑中负责理性思维的前脑区域开始努力说服杏仁核，告诉它这可能不是真的。她需要保持镇静，并在医生离开前提出几个常规问题。

但太迟了，杏仁核已经无法工作。玛尔塔已经无法阻止身体和大脑细胞被压力荷尔蒙淹没。

糟糕的是，一旦杏仁核启动压力应激模式，负责减轻疼痛、对抗感染、延缓衰老等的身体自愈机制就会同时中止。玛尔塔原本一直得不到缓解的生理疼痛，也会因为突如其来的失望、焦虑、恐惧、抑郁等情绪变得更严重。紧接着，睡眠质量下降，新陈代谢变慢，身体防御机制崩溃，身体开始与她对抗。这些由诊断结果带来的伤害将一直伴随着她，并可能将她的未来变成医生诊断的样子。

这只是对你得到严重诊断结果时，身体发生的变化所做的简单描述。你会发现，诊断本身变成了破坏者，加剧了疼痛，破坏了身体健康。但问题是，我们如何才能终止这种恶性循环？

重新审视你的诊断结果

薇姬是三位自愿上台分享诊断经历的学员之一。这是她参加情绪释放研习班的第一天上午，因为课程才刚开始，每位学员的疼痛都还很严重。还没听完旁边的托马斯的经历分享，薇姬就已泪流满面。

轮到薇姬时，我问她感觉如何。“我想起了自己的诊断经历……想起对它的恐惧、对未来的恐惧，以及那些穿着白大褂的‘怪物’迫使我相信的事情。”薇姬说出这句话时，泪水像断线珠子般掉落。“现在，疼痛强度有多高？”我问她。“差不多是 8 分，就在我下背部靠左的位置。”“那你的情绪呢？”我又问。“很乱。”

毫无疑问，薇姬曾被医生的诊断结果伤害。自那以后，她以哭的方式释放情绪和能量。为了完成这个释放的过程，我让她一边按顺序敲击身体部位，一边描述接受诊断的整个经历。“我感到很无助、很绝望……如果能好的话，也许……当然也许不会那么糟糕，或许世上存在着某种神奇的治疗方法、药物……但那时候已经太迟，没有什么神奇的药物或治疗方法，也没有再世华佗。医生告诉我，‘最后你将在轮椅上度过余生，那也许是在你 70 多岁的时候，也就是 20 年后。你也可以接受手术’。”她就这样讲述着自己的故事。我让薇姬描述那天的情形，包括她在被告知诊断结果的那一刻以及前后时段的感受。

“当时我坐在检查室里，内心充满恐惧。医生突然走进来，以极快的速度告诉我：‘目前你的脊椎已经呈 50° 弯曲，而且正在变得更弯，你也已经因此矮了 4 厘米。它还会继续弯曲，就算做了手术也无法完全治好。像你这样的年纪，生活上可能会比较艰难。再过 20 年，你很可能需要一辆轮椅。到那时，我们再想想其他办法吧。’说完这些他就出去了，留下我一个人，被紧张和压力包围着。”

“听到这些话时，你有什么感觉？”我问薇姬。“我很震惊，”她回答，“这样的诊断结果对我打击非常大……还有他告诉我的方式……他本来可以用平和委婉一点的语气告诉我这些，他说话的方式让我感觉根本没有任何希望。”

为了修复薇姬听到诊断结果后产生的心理创伤，我带着她做了几轮敲击，主要针对她当时的震惊和恐惧，以及因医生的粗鲁而产生的不满情绪。接着，我们又针对性敲击了她的绝望感。结束时，我带着薇姬说："但也许还有一丝希望……那正是我所需要的……因此我可以放松一下……找到康复的办法。"

完成几轮敲击后，我问薇姬的感觉如何。"比刚才平静多了，对于未来生活，我终于有了一丝乐观的感觉。"为了检测这一丝新萌发的乐观情绪有多大力量，我马上反驳她说："但医生说没希望了啊。"她点点头："是的，他是这么说了。"她冷静地回应，"不过，我才是那个决定要不要寻找希望的人，而且知道自己会这样做的。如果当初相信他，我就不会来这儿了。"这时，台下爆发出一阵热烈的掌声。薇姬笑了，并坚定地点了点头。

问问自己：去看医生时，你有什么样的感受？除了诊断结果（稍后专门针对它敲击）以外，是否还有其他的求医经历让你产生了不好的情绪，甚至造成情感创伤？如果有的话，一边敲击身体部位，一边将它们描述出来。

在情绪释放研习班分享环节接近尾声时，薇姬的下背部疼痛强度已经从 8 分降到了 5 分。在几周后的电话回访中，我了解到她的疼痛已经完全消除了。正是薇姬在讲台上与我一起敲击获得的那一丝希望，帮助她摆脱了疼痛的折磨。通过修复诊断时受到的巨大情感创伤，释放压力和能量，她最终解除了杏仁核的高度警报，于是疼痛消失了。

很重要的一点是，除了消除疼痛，敲击还能使杏仁核平静下来。这有利于你保持更清醒的头脑，同时提高创造力、增强耐性，找到新的解决办法。

你是否注意到，洗澡时往往会想出好点子；散步、烹饪、修剪盆栽，或参与你非常喜欢的活动时，往往会灵感迸发。当身体和大脑越来越放松，杏仁核的警报系统冷静下来时，你才能在情绪上达到最舒服的状态。

这对薇姬来说，意味着更多的希望。状态越放松，你就越有创造力，能找到更好的办法。越放松，你越可能做出正确的决定。在放松状态下的时间越多，就能拥有更大的创造力，生活也会更美好、更顺利。现在，将放松情绪作为目标，重新审视诊断结果吧。

对诊断经历进行敲击释放

开始探索关于诊断结果的记忆如何影响疼痛前，你需要先将记忆中的情景记录在记事本里。如果不能一下子想起更多细节，请先聚焦任何一个能够想起的点，然后敲击身体部位。

- 那天是几月几号，什么季节？
- 医生的办公室看起来怎么样？

- 你是在办公室还是检查室里得知诊断结果的?
- 你穿着什么样的衣服?
- 自己是一个人还是有人陪同?
- 当时等了很久吗?
- 医生对你说了些什么?

在脑海里像放电影一样回放当时的情景。尽可能多地记录你能想到的细节，包括气味、声音以及颜色等。

现在，让我们针对这个事件进行敲击。从 0 ~ 10 为记忆的强烈程度打分，同时评估你回想这段记忆时的疼痛强度。接下来，尽可能大声地讲述你的诊断经历，同时按顺序敲击身体部位。如果医生说了什么促使你产生某种情绪的话，那么想到这些地方时，大声地重复这些话，同时按顺序敲击身体部位，直到它们无法再度引起你的情绪波动。

眉毛内侧：他们让我尽快穿好衣服，然后到医生的办公室里等……

双眼外侧：我记得自己坐在那里，环顾着医生的办公室，看到了桌子上的东西和墙上的照片。

双眼下方：我记得当时感觉很冷，冷得要死……

鼻子下方：医生走进来，坐下说了一句：你脊柱侧凸……

下　　巴：就是那样。

锁　　骨：你有脊柱侧凸。

腋　　下：医生没有做任何铺垫，就这么若无其事地说了出来……

头　　顶：我记得自己当时还在想，这不可能是真的……

注意留意在医生说“你有脊柱侧凸”时，你心里产生的震惊和愤怒。暂停一下，大声重复说出这句提术语，释放你的情绪。

眉毛内侧：你有脊柱侧凸。

双眼外侧：你有脊柱侧凸。

双眼下方：我感到心口像被什么东西拧着那样难受……

鼻子下方：就好像我要灵魂出窍了一样。

下　　巴：这句话……

锁　　骨：你有脊柱侧凸……

腋　　下：我不相信他以这种方式告诉了我这样的事情。

头　　顶：好像这根本就算不上什么大不了的事情一样。

眉毛内侧：你有脊柱侧凸。

双眼外侧：他让我很气愤。

双眼下方：他本来可以更委婉一点的。

鼻子下方：他没必要这样冷漠。

下　　巴：真的……

锁　　骨：他真是……

腋　　下：真是个混蛋！

头　　顶：混蛋！

继续敲击身体部位，并在回想当时情景的同时，将每一种感受到的情绪都表达出来。如果发现自己陷入了一种特别不同的情绪，例如悲伤，不必惊讶，这些都只是你一层层情绪中的一部分。

完成敲击后，停下来仔细感受。再次想起医生的那些话时，你的记忆和疼痛强度如何？从 0 ～ 10 分别为它们打分。继续针对这段记忆，以及一些能引起你情绪波动的话语进行敲击，直到强度降低至 3 分以下。做完整轮敲击后，检查你的疼痛发生了哪些变化，并记录下来。

原来，对医生生气的更深一层情绪是不信任感

在查看诊断结果如何影响情绪的过程中，我们可能会发现情绪拥有多个层面，例如，对医生的愤怒可能掩盖了更深层次的情绪。只有处理或释放所有情绪，才能达到缓解疼痛的目的。

萨拉说起医生掰动她的右脚，然后宣布诊断结果时，语速变得越来越快。尽管她描述的事件发生在很久以前，但她的话语及身体语言明确地告诉我们，她当下正经历着高强度的情绪

波动。萨拉还想继续往下说，我制止了她。“我希望你在这里停一下，”我对她说，“你在说这些话的时候，感觉如何？”她毫不犹豫地回答：“我很生气！”

许多人会一次次地复述诊断结果，但你现在的目的是对这个事件产生新的认识，而不仅仅以原来的方法重复它。你要重新审视发生了什么事，别人怎么对待你、说了什么、做了什么，更重要的是：在事情发生以及回想这段记忆时，你分别有什么样的感受。在回想与敲击的过程中，你需要集中精力关注这些记忆背后的情绪和能量，看看它们是什么样的。我们都知道，这些情绪可能正隐藏在你的身体里面，正在制造慢性疼痛。

“给我讲讲你的愤怒吧。”我对萨拉说。

“我感觉自己被羞辱了，非常生气。那位医生很傲慢，每次我想问问题时，他都让我闭嘴。他猜到我可能会有不同的意见，于是想要尽快结束谈话。他只跟我说了不到 10 分钟的话，就迫不及待地逃跑。我真想掐死他。”接着，我们针对萨拉的诊断经历进行了几轮敲击，并把重点放在她对医生的愤怒以及想要掐死他的想法上。

结束敲击后，我再一次询问她的情况。“我的愤怒转移了。”萨拉告诉我，“我对医生的愤怒转移到了髋部和身体上。我觉得身体背叛了我。我一直坚信髋部的伤可以自愈，因为身体拥有不可思议的自愈能力。虽然现在已经比原来好了很多，但我还是不能做自己喜欢的事情——骑马。除了接受髋关节置换手术，我别无选择。我觉得自己非常失败……可恶的髋部……现在我对它非常生气。”

我问萨拉：“哪个部位感受到的愤怒感最为强烈？”“我的颈部和下巴。”针对性敲击了她的愤怒后，我让萨拉再次说说对于髋部的感受。“我不再生它的气了。”萨拉表示。“可它还是原来那个可恶的髋部啊。”我想试探一下她。“没错，”她继续补充道，“虽然还是不信任它，但我已经不再生它的气了。”

萨拉释放了对自己髋部的愤怒，终于接触到了自己更深一层的情绪——不信任感。

以愤怒为例的敲击练习

准备好记事本和笔，开始吧。问问自己：去看医生之前，你是什么样的状态？听他宣布诊断结果时，你的感受如何？之后呢？如今再想起这些事情，你又是什么样的感受？将你在不同时间点上的各种情绪记录下来，例如，希望、恐惧、震惊、不信任、愤怒、孤独、绝望，等等。

看看这份清单，选出 种你现在感觉最强烈的情绪。从0～10分别为情绪以及疼痛强度打分。现在，我们做一些敲击吧！这里以敲击愤怒为例，你也可以将其调整成任何其他情绪。

手刀点：尽管对这样的诊断结果感到非常愤怒，但我还是深爱并完全接纳自己。

手 刀 点：尽管对这位医生和他对待我的方式感到非常愤怒，但现在我还是选择接纳自己。

手 刀 点：尽管对这样的诊断结果和它带来的绝望感到非常愤怒，但我还是选择接纳自己。

眉毛内侧：我对此感到非常愤怒……

双眼外侧：我对自己有这样的遭遇感到非常愤怒。

双眼下方：他对待我的方式，让我感到愤怒……

鼻子下方：这样的诊断结果让我抓狂。

下　　巴：我对医生感到非常愤怒。

锁　　骨：他令我感到绝望。

腋　　下：他让我的未来暗淡无光。

头　　顶：我现在非常生气……

眉毛内侧：我身体里的这些愤怒……

双眼外侧：我对身体的愤怒……

双眼下方：我很生气，不知道该怎么办……

鼻子下方：我很生气，为什么这种事会发生在我身上！

下　　巴：我很生气，也很无助。

锁　　骨：他们怎么能那样对我。

腋　　下：他们怎么能把我的希望都抢走。

头　　顶：我不能让他们这么做！

现在，你对这些情绪有什么感觉？身体疼痛发生转移了吗？继续进行消极敲击，直到情绪强度降低至 5 分以下，再开始积极敲击。记住：这些提示语只是一种参考，你可以根据情况使用符合真实情况的句子，用自己的语言表达。

眉毛内侧：我选择将失去的力量找回来。

双眼外侧：我选择怀抱希望。

双眼下方：我要保持能量充沛。

鼻子下方：我要让这些愤怒滚蛋……

下　　巴：我的身体不需要这些愤怒。

锁　　骨：我要让身体变得强壮。

腋　　下：我越是让身体平静下来……

头　　顶：就越能够把力量找回来。

暂停敲击，用心感受一下。从 0 ～ 10 再次为你的情绪以及疼痛强度评分，并继续针对性敲击诊断经历带给你的负面情绪，直到数值降低至 3 分以下，同时评估你的疼痛强度。把这些经历都记录在记事本上，包括情绪以及疼痛上的任何变化。

原谅你的身体，因为它其实是在保护你

围绕诊断结果带来的情绪和疼痛进行敲击后，必须进一步探索这段经历可能会让你产生哪些信念。 我们可能会因此相信

很多事情，例如，“我永远也好不了了”“生活会变得非常艰难”“我没有足够的力量应对此事”等，这些都将导致你无法痊愈。

“就好像重新将碎片拼起来。”在我们继续讨论萨拉对髋关节失去信心这件事时，我和她开玩笑说：“你正在对自己的髋部说，‘尽管仍然不信任你，但我不会再生你的气了’。”萨拉点点头，笑了。我问她，知不知道这种不信任感是从哪儿来的。

“每次尝试调动髋部肌肉，”萨拉告诉我，“特别是在骑马的时候，它立刻就开始疼。当马停下来、被什么东西绊倒，或以任何方式挤到我的腿时，我感觉自己好像纸牌屋，马上就会疼到散架。”

听到萨拉的这些话，我知道她已经在非常努力地回想过去的经历。“可恶的髋部”令她形成一种思维定式，认为骑马或使用髋部肌肉就等于疼痛。这种思维定式来自一次骑马事故，后来，医生诊断出她得了严重的关节炎，并建议她接受髋关节置换手术，于是，这种思维定式逐渐根深蒂固。听了医生的建议后，萨拉认为这个“可恶的髋部”毫无用处，骑马也成了再也无法做的事情。

面对思维定式时要记得：你的身体，包括杏仁核在内，一直都在努力保护你的安全。你认为是诊断结果让自己再次进行某项特定活动时必须经受疼痛，但事实上，这是身体以制造疼痛的方式阻止你又一次在活动中受伤。虽然这看起来像是身体背叛了你，给你制造疼痛，但实际上，它只是在保护你免受危险。

针对萨拉对于髋部的不信任进行敲击时，我们都笑了。因为我们用的提示语很像是情侣在打情骂俏。

“你要按照我说的做。”她以这句话开头。

“好，对于开始一段关系来说，这个开头不错。”我跟她开了个小小的玩笑。

萨拉笑着继续说：“我是老大，让你做什么，你就开心地做，不能有任何怨言。什么都是我说了算。”听到这里，台下的学员也跟着笑了起来。

“我希望做自己想做的事情，并且在整个过程中，甚至包括之前之后，都不要感到疼痛。”她补充道。

“好的，你已经说完了。现在，给你的髋部一个说话的机会吧。”

为了防止你认为直接针对性敲击太轻率，我们会给髋部一个“说话的机会”。记住，这样的练习是非常有效的。从小接受的文化告诉我们，自己和身体是平行不相关联的。于是，感到疼痛时，我们会选择相信一位从未谋面的医生，而不是我们的身体。也许找医生这个想法有时是对的，但未必一直都对。

西方医学将人类的身体看作由细胞、神经、肌肉和骨骼构成的单纯的物理组合，与思想、情绪互不关联。我们经常无意识地忽略或不信任身体释放的信号。为了符合文化的标准和期望，我们选择忽略身体的需求。疗愈身体疼痛的同时，我们也可以渐渐改变固有文化对身体的限制，聆听身体想要告诉我们的事情。

“那么，你的髋部想要说什么呢？”我又一次问萨拉。

“它想说‘遵命，女士’。”听了这话，学员又一次大笑起来。

“我知道这就是你的期待。请给它一次机会，听听它想对你说什么吧。”我给出自己的建议。

萨拉笑了，深呼吸一口气后，继续敲击。“我已经尽力了……有时候我需要休息一下……过去这几年我们经历了太多……需要做些改变……我们收获了很多……学到了很多……也都成长了……没有什么是不可能的。”

继续敲击时，我问她有什么感觉。“我好像已经原谅了自己的髋部，它不是敌人。”她说，“我不能单纯地命令它痊愈，应该跟它一起努力。”

“现在，萨拉与髋部之间的感情是不是比一开始好多了？”我向台下的学员开了个玩笑，大家都笑了。

因为想了解萨拉的进步情况，我与她再次检查了疼痛强度。在敲击过程中反复检查疼痛强度，让我们得以清楚地看到自己是否仍对诊断结果感到愤怒、悲伤、绝望，或产生其他情绪，并了解到这些情绪是否会影响疼痛。

“现在，我的疼痛已经好多了。”萨拉告诉我们，“但如果活动髋部，我还是觉得疼。之所以认为减轻很多，是因为再没有什么能引发疼痛了，并且疼痛过后也不再出现其他症状。以前我一想起疼痛，所有事情都会涌上心头，而现在就只剩下疼痛的感觉了。”

在台上完成整个敲击过程后，诊断结果已经无法影响萨拉的情绪。想起医生、髋部以及身体时，她不再感到愤怒或怀疑，也不再产生其他的负面情绪。这是非常大的进步！释放负面情绪后，萨拉又继续针对一些束缚性信念进行敲击，比如，“骑马会引起疼痛”等。消除束缚性信念、释放负能量，能有效缓解疼痛，帮助身体恢复健康。

问问自己：由于医生给出了那样的诊断结果，所以疼痛就不可能得到缓解了吗？请持续敲击类似的束缚性信念，毕竟它们已经根深蒂固，需要更多时间才能清除。

我们已经了解到，那些围绕医生的诊断结果产生的情绪和想法会如何加剧疼痛，也学了如何清除它们。现在让我们一起看看，消除这些束缚性信念将在生命中制造新的可能。

拥有新的信念，就能创造全新的可能

帕特里夏第一次在抢救室里醒来时，根本不知道发生了什么事情。周围全是医务人员，他们说她摔断了脖子，没办法走路了，需要接受手术才能挽救骨盆、腿和膀胱。“光是回想那个可怕的时刻我几乎都要疼昏过去。”

帕特里夏是在一次约会时受的重伤，当时发生了翻船事故。朋友将船开得飞快，帕特里夏很不幸地在转弯时被重重地甩了出去，导致下背部一大块腰椎骨碎裂。几个小时的手术重新组装了她下背部的骨骼。医生在她的下背部钉入了 4 根钛合金金属棒以及 8 套螺丝钉。

尽管手术很成功，但当帕特里夏听说自己很可能一辈子都要经受疼痛的折磨并与自己喜爱的体育运动完全无缘时，她彻底崩溃了。

医生的可怕预言摧毁了帕特里夏对未来的憧憬，以及对自己独立、积极乐观的自我评价。手术后的几个月里，她经常感觉下背部非常沉，就好像坠着一块砖头。

日夜不停的疼痛，让帕特里夏终日想着受伤后只能做什么、不能做什么。她成天都得吃药，甚至在大多数的夜里，还必须服用安眠药才能入睡。

2007 年，正在努力与新现实做斗争的帕特里夏申请参加了由我主导的为期 4 天的情绪释放研习班（活动后来被录入纪录片《轻疗愈》中）。在研习班上，她既参与了集体敲击，又在敲击教练里克·威尔克斯（Rick Wilkes）的指导下学习了单独敲击。

帕特里夏主要针对性敲击了引发疼痛的不同层面的原因，包括训练大脑接受身体里的那些金属棒、螺丝、螺母等，接受这种“新常态”。大脑在拒绝接受身体中的新物质方面非常在行，因此，她必须促使大脑改变“主意”。她需要让大脑相信，医生帮她重新组装的下背部是有益的身体组成部分，而不是创伤后的残余。

活动结束时，帕特里夏的疼痛得到很大程度的缓解，后来甚至基本消失了。更重要的是，她不再像过去那样常常关注自己的下背部，也不再被负重感压迫。通过使用情绪释放疗法，帕特里夏对自己、对下背部的疼痛，以及对那次事故有了新的想法，她不再把自己当成受害者。这为她的未来创造了全新的可能。

研习班之后的 6 个月里，帕特里夏一直坚持通过定期敲击释放情绪、转变想法。慢慢地，她已经能去远足、旅行、做瑜伽了。下背部的疼痛完全消失后，帕特里夏可以不再借助药物止痛或入眠。

如今，帕特里夏很少关注自己的下背部，也很少想起那场事故。在最近的一次旅行中，一位朋友曾多次主动帮她拿行李，但帕特里夏没搞清楚为什么。直到最后她才意识到，这是因为朋友知道她受过伤，想照顾她。“大多数情况下，我根本不会想起背部曾经受过伤，”她说，“就好像从来没有发生过一样。”

尽管背部钉着金属棒、螺丝和螺母，尽管医生告诉她再也不可能恢复从前积极生活的状态，帕特里夏还是通过敲击建立了一整套全新的思维模式，并找到了新的积极生活的勇气和信心。由于坚持定期敲击，甚至在生理性疼痛和不适感消失之后仍然继续敲击，她生活的方方面面都发生了变化。

在情绪上，帕特里夏表示自己越来越积极且平静了。通过让身体处于更加放松的状态，她在不断为身体痊愈提供支持的同时，还阻止疼痛和不适感再度来袭。两年前，我对帕特里夏做了回访。当时距离 2007 年的情绪释放研习班活动刚好 7 年，帕特里夏的疼痛已经完全消失了。这是多么巨大的转变！

帕特里夏的故事很好地说明，不论当初诊断结果有多严重，敲击都能由内而外彻底改变你的世界。

我们已经看到，针对性敲击由医生的诊断结果产生的束缚性信念时，会创造哪些新的可能。现在，让我们看看针对诊断结果进行敲击的具体情况吧。

诊断引起的束缚性信念

正如我们看到的那样，对帕特里夏来说，诊断结果可能会迅速变成“你是谁”“你能做什么”等类似问题的一部分。陷入这种思维定式时，你很容易就会产生束缚性信念，并被其禁锢。开始之前，让我们先看看一些与诊断结果有关的最常见的束缚性信念。

- 我的情况真的很严重。我不认为敲击能起什么作用。
- 医生说过我的疼痛可能永远都消除不了。
- 每次我想锻炼或者活动一下的时候，身体就会很疼。医生不让我做任何会引起疼痛的运动。
- 医生说由于这样的情况，我不能做你说的那件事。我也没办法。
- 医生说我的情况只会越来越糟糕。
- 看了X光片和核磁共振片子，我知道膝盖、后背、髋部的情况都很糟。
- 这是身体的情况，和我的情绪没有任何关系！
- 我的情况属于退行性的（随着年龄的增长，细胞、组织、器官会发生异常改变），因此，我能做的就是尽量处理好越来越糟糕的状况带来的越来越严重的疼痛与不适。
- 我没有选择。医生已经说了——“无药可救”。

事实上，这个列表还可以更长。看到这些围绕诊断结果产生的负面想法时再想想，在身体痊愈和疼痛缓解方面，我们需要哪些积极的想法。

假设有人认为自己的情况太严重了，敲击也不可能起作用，这很可能说明，他认为慢性疼痛永远无法消除。同样，那些认为情况正日渐恶化的人，也会把身体痊愈和消除疼痛当成不现实的目标。

以下是一些最常见的束缚性信念，希望你能对它们有清楚的了解。

- 我的疼痛也许永远无法消除。这是医生告诉我的。
- 有时候我的疼痛会消失几个小时，但最后还是会复发。这是一种退行性生理状况，我也没办法怎么样。
- 我必须表现非常完美才能治好这病。
- 我必须把所有压力完全释放掉，才能缓解疼痛。

这些束缚性信念也许深埋在我们的大脑里，无法时常被意识到或被提起。它们听起来很像是事实，并对我们的思想、感受和未来可能性产生负面影响。

为了挖掘由诊断结果引起的束缚性信念，我们需要做一些笔记，并对其进行敲击。在随后的章节中，我们将进一步了解，你对于身体以及疼痛可能有哪些束缚性信念。现在，让我们先把目光聚焦于这些与诊断结果相关的束缚性信念吧。

“可以变好”：记下每一次的信念转变

请准备好你的记事本和笔，深呼吸并开始敲击身体部位。在这个过程中问问自己，知道诊断结果后，对于疼痛和身体，你产生了哪些新的想法？这样的诊断结果，是否改变了你对于未来可能性的判断？

按顺序敲击身体部位时，反复问自己这些问题，并把答案写进记事本里，完成记录后再通读一遍。现在，开始敲击。

手刀点：尽管我对诊断结果怀有这样的信念，但我还是深爱并完全接纳自己。我很乐意寻找一种看待问题的新方式。

手刀点：尽管知道了诊断结果，也知道将会遭遇哪些不幸，但我选择接纳自己，也愿意寻找看待问题的新方式。

手刀点：尽管知道除非发生奇迹，否则我的疼痛根本无法治愈；尽管知道这奇迹并不会发生在我的身上，但我还是选择接纳自己，愿意寻找一种看待问题的新方式。

眉毛内侧：我不相信疼痛会消失……

双眼外侧：他们也不相信。

双眼下方：也许确实能有所缓解……

鼻子下方：但我猜，疼痛还是会复发的。

下　巴：我相信这一点。

锁　骨：我不可能摆脱疼痛的困扰……

腋　下：唯有努力改变生活……

头　顶：但这并没有什么意义。

眉毛内侧：我可能不会一直疼下去……

双眼外侧：也可能一直无法真正摆脱它……

双眼下方：但我希望自己能够相信这一点……

鼻子下方：尽管我现在还无法摆脱疼痛……

下　　巴：但还是希望做到这样。

锁　　骨：可我又不想失望……

腋　　下：当然，也不希望让其他人失望……

头　　顶：因此，保持怀疑看起来是更安全的。

用心感受，并问问自己感觉到了哪些情绪？疼痛是否发生了变化？继续针对性敲击负面情绪，直到疼痛强度降至 5 分以下，然后开始积极敲击。像之前一样，尝试用自己的语言描述你的真实情况。

眉毛内侧：要是疼痛真的可能消除呢……

双眼外侧：也许我能改变那种疼痛无法消除的信念……

双眼下方：我真希望这是真的……

鼻子下方：也许真是这样呢……

下　　巴：我希望敞开心门，相信它的可能性。

锁　　骨：我已经准备好迎接新的可能性。

腋　　下：我选择相信，新的可能真的存在。

头　　顶：关于疼痛，我持开放态度，相信会有新的可能。

现在，聚焦于一种你认为特别真实的信念。这种信念也许已经深深内化进我们的思想，并影响思想发生改变。针对性敲击这种信念之前，感受一下它的强烈程度，并从 0 ~ 10 为它打分。同时，记录你想起这种信念时的疼痛强度。然后运用下面的提示语开始敲击。

尽管我抱有 ______ 的信念，但我还是深爱并完全接纳自己。

继续按顺序敲击身体部位，直到你感觉到了变化，并找到另外一种信念。完成敲击后，检查一下最初的那种信念的真实状况，以及疼痛是否发生了变化。记录下发生的任何变化。

通常，转变信念会花费大量时间，因为它是情绪和思想产生的根源。所以，当你在清除束缚性信念时，请不要着急。另外，我们的目的是缓解疼痛，你并不需要将所有的信念全部清除。还要记住的是，每次发现疼痛、情绪、信念，甚至是内心对整个健康状况的评价发生变化时，都停下来，将其记录到记事本上。

在本章中，我们已经了解了两个得知诊断结果前后疼痛发生变化的案例。接下来，我们要退一步，以更开阔的眼光看看这些情绪如何造成疼痛，并学习以一种健康持久的方式将它们释放出来。同样地，回答以下问题，并在按顺序敲击身体部位的同时，边感受边想象未来的自己。

- ⊙ 关于可能性，你都相信哪些观点？
- ⊙ 希望自己看起来是什么样的？
- ⊙ 决心变成什么样子？

第 6 章

敲击疗法的核心环节：表达和释放深层情绪

是否存在哪些你从不允许自己表达的情绪？你觉得哪些情绪太沉重或者力量太强了，你无法彻底表达出来？在你感受这些情绪的同时，开始敲击。

爱自己，对我来说，是从“不再因为任何事情而责怪自己”开始的。

《生命的重建》(*You Can Heal Your Life*)

阿尼娅坐在电脑前，打算忍着下背部的疼痛把工作做完。鼠标在收件箱里滑动，她收到过一封邮件。邮件内容是我与世界著名心灵大师韦恩·戴尔（Wayne Dyer）博士的一段访谈视频。在这次访谈中，韦恩和我讨论的是释放愤怒、体验原谅的重要性。

观看视频时，阿尼娅的内心正好充满了对丈夫的愤怒，尽管他们已经离婚。她立刻尝试跟着视频进行敲击，让自己充分感受愤怒的力量。视频播放到最后，阿尼娅感觉自己已经冷静了许多。更令她惊讶的是，背部疼痛竟然消失了。

阿尼娅为这样的结果感到非常兴奋，给我回复了一封感谢邮件。阿尼娅表示，虽然对后背疼痛与愤怒之间存在关联这件事并不惊奇，但跟着视频敲击前，她依然认为疼痛是因为一次受伤造成的，与情绪无关。

这是我常听到的一种说法。在某种程度上，我们已经了解情绪的强大作用，也清楚它与身体之间密切相关。这种关联在一些日常表达中常有体现，例如，“太生气了，我觉得恶心”“你让我胃疼”“我的心很疼”这样的话。而当我们受到持续性疼痛折磨时，却从未停下来想想，这是不是由情绪造成的。我们只会将注意力都集中在生理症状上，并把它当作疼痛的原因。

尽管许多人已经觉察到相关情绪会导致疼痛更加持久，但他们却没想到，与疼痛、创伤以及诊断结果并无直接关系的情绪力量有多强大。情绪与身体组织是同一个内部结构错综复杂的系统的一部分。只有处理并释放身体内滞塞的深层情绪，我们才有可能彻底治愈慢性疼痛。

要想弄明白这一点，我们需要回过头看看，大脑的主要部分如何处理不同情绪、我们对待情绪有着怎样的认知，以及这些认知如何影响身体。

无处安放的深层负面情绪，究竟该如何表达？

被问起现在都有哪些情绪时，患者通常只会说感到崩溃、挫败、紧张或者喘不过气来。而在我们进一步挖掘他们的故事后，许多人会惊奇地发现，自己还无意识地埋藏了一些诸如愤怒、恐惧和悲伤的情绪。一般来说，只要通过敲击释放这些深层情绪，他们就能缓解疼痛。但为什么我们很难将慢性疼痛与其深层情绪联系起来呢？

在前面的章节中，我们已经了解到大脑存在负面倾向，以及大脑是如何用慢性疼痛分散我们的注意力，以避免感受到我们不愿意体验的情绪的。同样，被潜意识保护的欲望与我们对深层情绪的挖掘能力有关。

举个例子，包括杏仁核在内的大脑原始的、无意识的部分，会对以下两种情绪产生同样的反应：一是孤独感；二是当你身处一条破落小巷，突然听到脚步声时产生的恐惧。它将孤独感看成一种威胁、需要惧怕的存在，而不是一种能被处理并释放出来的、毫无害处的情绪。于是，大脑会阻止意识接近这种情绪，以保护你免受孤独感的伤害。就好像你可能会从破落小巷里快速逃走，以免被人跟踪一样。

从文化角度来看，我们接收到了太多关于情绪的负面信息，以至于如今都不知道如何面对它们。小时候，我们被告知不能发脾气，否则就会被惩罚，因此学会了隐藏这些情绪，而不是以健康的方式表达出来。比如站出来，说出自己的感受等。

我们要么熄灭怒火，要么只能让它爆发出来。这两种选择常常会带来情绪性疼痛，以及我们不希望发生的突然爆发。从小，我们就将“情绪化”当成危险，还把类似愤怒、悲伤、罪恶感以及羞愧等统统划入坏情绪行列。

长大后，这种困惑仍然存在。尽管知道吸引力法则和积极思考非常重要，我们还是错误地以为自己永远不该有负面情绪，于是选择将它们深埋起来。问题是，如果我们无法回避负面情绪，该拿它们怎么办呢？

只要能被表达出来，就不是“坏情绪”

科学证明，对身体来说，并不存在所谓的“坏情绪”。只有那些被我们压抑的情绪，才会真正对身体造成伤害。重要的事情需要说三遍，请允许我再重复一次：只要找到并将这些情绪释放出来，我们的愤怒、悲伤、恐惧以及任何其他情绪都会是健康的、正常的。唯一会对身体构成威胁的只是那些尚未被完全表达出来的情绪而已。

为了缓解慢性疼痛，更重要的是，我们需要在敲击的同时，找到并表达出更多的情绪。但开始敲击前，我们必须让大脑明白，表达情绪是安全的，尤其是在表达负面情绪时。通过采用情绪释放疗法，我们能让大脑中的无意识部分了解到，释放这些情绪不会疼，也不会造成任何伤害。

在情绪释放研习班第一天的第一堂课上，三位学员自愿上台分享。就座后，他们便开始分享自己的故事。托马斯第一个开口：“2003 年，我被诊断出患有类风湿关节炎，这种病疼起来真要命。医生给我吃防止关节退化的药，但毫无效果，我沮丧极了。另外，他们还在我身上尝试了好几套治疗方案，也开了各种方子，还是没有任何作用。”他停了一会儿又笑着说，“药片只是医生自己的盛宴。”托马斯身上的好几个部位都疼，包括胸部、肩膀、髋部、膝盖、手腕以及双脚。他表示，腕部疼得最厉害，强度差不多是 8 分。

当我问托马斯，他对这个诊断结果有什么想法和情绪时，他突然低下头。托马斯的脸色阴沉下来，好几次强忍住泪水。沉默了几秒后，他回答说：“我希望自己变得麻木。我希望自己不要有那些情绪。”他停顿了一会儿，又补充说，“那年，我被几个白人至上主义者绑架、折磨后，就被诊断出这些问题。”说完，托马斯第一次抬头看着我。我看得出他非常紧张。他的眼神让我知道他不能再往下说了。

就像许多其他灾难幸存者一样，托马斯虽然活了下来，却无法处理灾难带来的负面情绪。每次提到那个事件，托马斯都得努力把眼泪往肚子里咽，努力控制内心的巨大情绪起伏。托马斯无法重新回到当时的情景，那对他来说太残忍了。

接着，我引导托马斯在敲击时一边说：“尽管我希望封存这种情绪，也知道这样想并不安全，但我还是深爱并完全接纳自己。”但说到“我还是深爱并完全接纳自己”时，托马斯沉默了，同时停止了敲击。注意到这种变化后，我引导他开始另一轮敲击，并换上一句新的提示语：“尽管我无法重新感受当时的情绪……那太可怕了……给我造成的创伤太深……我不愿意回到过去，但我还是深爱并完全接纳自己。”

又一次说到“我还是深爱并完全接纳自己”时，托马斯摇头表示：“不，我没办法。”我点点头再次开始，这一次我们的提示语是：“尽管我无法爱自己，不敢回想当时的情景，甚至不敢提起，但我现在选择放松。”

在托马斯复述了全部的提示语后，我们继续敲击。在这个过程中，我注意避免让他回忆当时的情绪，因为那太可怕了。最后，我们又进行了几轮敲击，使用的提示语都是“我无法接受自己……我不想回到过去……尽管我不想回到过去，但我还是接纳自己”。

无法接纳自己时，你可以试试下面的提示语清单。

- 我愿意接受新的态度。
- 我希望能够接纳自己。
- 我希望有一天能接纳自己。
- 现在，我需要平静下来。
- 我选择改变对自己的看法。
- 我选择平静下来，并找回自信。
- 现在，我选择让自己平静下来。
- 我选择相信，有一股神圣的力量正支持着我。

对表达情绪时的不安全感进行敲击

如果身处一种重视积极思考的文化中，你可以努力让自己说出“我深爱并完全接纳自己”。但敲击过程中最重要的一点是：**找到并尊重你真正感受到的情绪，保证提示语的真实性，不论那听起来有多么负面和黑暗。敲击时，你越能允许自己感受这些带来疼痛的负面情绪，就能越快地将它们释放出来。**

完成敲击后，我问托马斯是否感受到任何变化。他回答说：“我确实感觉脖子更放松了，呼吸也变得舒畅了些。这些都是我之前很难感觉到的。作为法院的领导，我无法随心所欲表达情绪，也从没有机会说出自己的感受。有时我会很生气，因为人都是有感情的，不是吗？”

我让托马斯重复说出“感受情绪是不安全的”，然后问他：“你觉得这句话对吗？”他觉得正确程度是 8 分。“为什么呢？”他补充道：“从小，我父亲就不许我们哭，也不许我们表达任何真实情绪。每次我们一哭，他就会说‘现在我就给你点儿厉害瞧瞧，让你哭个够’。”

接下来，我让托马斯假设心中有个情绪表，并从 0 ~ 10 为感受情绪的开放程度打分。10 分代表完全开放，能感受所有的情绪，0 分代表根本无法感受任何情绪。“在感受情绪这方面，你每天的得分是多少？”我问。“也许是 6 分吧，但一遇到那个问题时，数值就降为 0。”

我知道他指的是那次绑架事件。后来，我们又重点针对他从父亲那里学到的“表达情绪是不安全的”，以及作为领导者，不能表达情绪的观念敲击了几轮。敲击时，我们使用的提示语是：

“表达情绪是不安全的……我就是个没有情绪的人……但我也有感情……不，我没办法……有时我可以……但在那件事上我真的不行……这事儿太严重了……回想这件事太痛苦了……接纳带有这些情绪的自己太痛苦……”

试图挖掘潜意识里不想让人发现的情绪时，我们都会感到疑惑，不知是否需要“重新体验当时的情境”。重申一次，在敲击时承认这些情绪的存在是非常重要的，如果你不允许自己感受它们，就永远无法将它们释放出来。

问问自己：是否存在哪些你从不允许自己表达的情绪？你觉得哪些情绪太沉重或者力量太强了，你无法彻底表达出来？在你感受这些情绪的同时，开始敲击。

完成敲击后，我让托马斯再次评估疼痛强度。他低头看着自己的手，攥紧拳头再放开，活动了一下手指，又转了转手腕，然后告诉我：“手腕最疼的地方有点儿抽筋，但我已经能活动手腕了，而且疼痛强度只有 2 分。”“那么，现在，你相信情绪与疼痛有关了吗？”“我相信。”托马斯抬起头看着我，又笑着大声说了一次，“是的，我相信！”

只是简单敲击了一会儿，托马斯的疼痛强度便大幅下降了。更重要的是，他不再封闭情感，而是变得开朗、友善。现在的他，不仅能真诚坦然地分享自己的故事，还能拿自己开玩笑。这是多么巨大的转变！

那次上台分享后，直到第二天午休时段，我才再一次见到托马斯。他跟我说了这两天发生的变化，也表示愿意与其他学员分享。于是，午后课程一开始，我就把话筒递给了他。

“今天是我到这儿的第二天，疼痛已经完全消失了。”听到托马斯的好消息，大家开始热烈鼓掌。“我又可以自由活动了，”他一边说，一边弯下腰伸手去够自己的脚尖，又用胳膊进行大圆周运动，“这简直太棒了！”他大笑着说，“我终于能在走廊里散步，尽情享受没有疼痛的时刻。我来回地走着，走了一圈又一圈。人们都问我是不是在找什么东西，或是想要去哪儿。可我就只是在散步呀！”托马斯脸上洋溢着幸福，看起来非常轻松。大家又一次对他的分享报以热烈的掌声与欢笑声。

不论是否经历创伤，我们都知道被惩罚、排斥或孤立是什么感觉。时间久了，我们便惧怕表达情绪。因此，我们要让大脑明白，感受并表达情绪才是安全的，不能一味地将其深埋。

现在，让我们做一些敲击。想要表达情绪时，你感受到了多大程度的不安全感？从 0 ～ 10 为它打分，同时，为你当时的疼痛强度打分，并将这两个数值都记录到记事本上。现在开始敲击吧。

手 刀 点：尽管表达情绪是不安全的，我也无法加以处理，

但我还是选择接纳自己以及这些情绪。

手 刀 点：尽管这些情绪对我来说有点沉重和棘手，现在我还是选择相信自己能够处理。

手 刀 点：尽管我害怕表达这些情绪，但没关系，我还是选择接纳自己以及这些情绪。

眉毛内侧：我不想表达所有的情绪……

双眼外侧：我已经尽力避免表达这些情绪……

双眼下方：我不该接触这些情绪。

鼻子下方：表达情绪是不安全的。

下　　巴：我知道，表达这些情绪对我来说确实有点难。

锁　　骨：我们家没有一个人擅长处理情绪……

腋　　下：因为家里有个规定——不能表达自己的情绪。

头　　顶：强大的人永远不需要表达情绪。

眉毛内侧：我不知道如何处理这些情绪……

双眼外侧：如果我的情绪太多了怎么办……

双眼下方：我知道表达这些情绪会很痛苦……

鼻子下方：我会崩溃，甚至窒息。

下　　巴：我不知道如何避免遭受这样的折磨。

锁　　骨：也许我不需要立刻这么做……

腋　　下：也许我可以先关注这些情绪……

头　　顶：再慢慢处理。

眉毛内侧：也许我能处理一些情绪……

双眼外侧：如果并不是那么多的话……

双眼下方：要是我真的能处理呢……

鼻子下方：我选择相信情绪来的时候我有能力处理。

下　　巴：我相信自己能处理一些情绪……

锁　　骨：我相信自己能处理一些情绪……

腋　　下：我想要表达这些情绪。

头　　顶：我做好了表达情绪的准备，并且仍然感到安全。

用心感受并继续敲击，直到你认为表达情绪带来的不安全感的强度降至 3 分以下。同时，记录疼痛程度上的任何变化。

如果你在表达情绪时没有任何不适感，那么，是时候探索慢性疼痛背后隐藏的情绪了。通常情况下，这些情绪都不与疼痛直接相关，但压抑它们，却会给你带来慢性疼痛。

触及疼痛的回忆时，都有哪些情绪汹涌而出？

拿出记事本和笔，闭上眼睛深呼吸后，开始按顺序敲击身体部位。同时，问问自己：你的疼痛背后隐藏着哪些情绪？通过视觉、听觉、嗅觉或其他方式触及疼痛故事相关的回忆时，都有怎样的情绪涌出来？

这些问题都没有标准答案。如果你得到的答案是愤怒、恐惧、负罪感等，进一步想想，这些情绪的强烈程度如何？从 0 ～ 10 为它们打分，同时也为疼痛打分。一旦发现某种特定情绪，在继续敲击的同时，问自己一些更具体的问题，例如，这种恐惧、愤怒或负罪感是针对哪个具体事件的？得到答案后，慢慢睁开眼睛，记录这种情绪及其强烈程度，还有其他能想到的任何事情。

在情绪释放研习班上，曾有学员问我："如果什么都想不起来怎么办？""那我可帮不了你了！"我开玩笑说，"不过突破口倒是有一个。"记住，敲击过程中存在一个基本的关键点：学会深爱并接纳自己。就算想不出答案也没关系，后文中的一些内容可能会让你产生共鸣，找到头绪。但不管是否已经找到答案，我都希望你能看完本章内容。这是敲击过程的中心环节，大家都能从中受益。

身体对 11 种常见情绪的反应

情绪性疼痛会存在于那些本应表达情绪，却没能表达出来的部位。例如，你本想对令你生气的人大吼一顿，却并没有这样做，那么你的颈部、咽喉以及下巴可能就会产生疼痛。这些都是你压抑愤怒、压抑吼叫冲动的部位。

记住，我们之所以将它们称为"情绪""感受"，是因为身体确实感觉到了。

尽管大脑可能善于隐藏情绪，但身体却不会自欺欺人，你永远无法抵赖。身体每记录一种新的情绪，就会体验到相应的新感觉。

尽管尚未找到情绪影响身体的原理，但现有的一些例子已经能够证明，身体对于某些特定情绪的反应是什么样的。

1. 焦虑就是一种慢性恐惧。你也许不会发现它的存在，因为已经习惯它，身体也已经做出了相应调整。但由于身体无法完全适应它，恐惧可能会放大。你将无法活动自如、集中精力，易怒，失眠。另外，身体可能因此焦躁不安。
2. 愤怒在身体上往往会表现为皮肤发热、发红，肌肉紧张，心跳加速，下巴收紧，拳头紧攥，呼吸加速，耳朵里出现嗡嗡声。它也可能从肩胛骨顺着脖子往上蹿，有时还会蹿到下颌周围。
3. 抑郁会带来冰冷和沉重感，会让身体缺少生气和活力，变得懒散、行动迟缓、犹豫不决。
4. 恐惧一般表现为胃疼、胸闷、冒冷汗、颤抖、虚弱或晕眩，等等。另外，通常情况下，肠易激综合征、消化不良、反胃，等等，也与身体里阻滞的恐惧有关。

5. 挫败感是一种更压抑的愤怒。那种感觉就像想要逃跑，却不知道该走哪条路一样，行动起来很是艰难。但有时，挫败感也会是愤怒与自我否定的结合体。在这种情况下，它将表现为语速加快、耸肩、转动眼球、下颌肌肉紧张等。
6. 负罪感让人焦躁不安。在这种情绪下，你可能觉得自己就要被一种想要逃避的感觉淹没。你呼吸困难，就好像胸口压着一块大石头。
7. 敌视也与愤怒相似，但不同点在于，它缺少将其释放的诱因。产生敌视情绪时，身体通常是压抑的，随时想寻找借口爆发出来。你的身体将一直处于紧张状态，并时刻准备采取行动。
8. 羞耻感与恐惧相似，也会表现为身体虚弱、颤抖。但感到羞耻时，你并不会发冷，而是感觉身体里有一股热流涌动。你也许会脸红、皮肤发热，觉得无地自容，恨不得就这样消失掉。
9. 嫉妒是一种复杂的情绪，是恐惧、羞耻感、愤怒的综合体，嫉妒的外化表现因人而异，可能是冒冷汗、胃部痉挛，也可能是胸闷、皮肤发热。当你发现自己明显嫉妒某个人的生活、成就、家庭关系或其他所有时，关注身体上的感受。这样一来，再次感到嫉妒，你就清楚它将对身体造成什么影响了。

10. 仇恨是一种极端的情绪，通常会影响肠道健康。悲伤常常会从胸部出发，向上移动，通过咽喉到达眼睛，也就是泪水涌出的部位。我们都听过这句话：“她要窒息了。”
11. 羞愧是另外一种带热感的情绪，在身体上表现为皮肤发热、脸颊变红。此外，它还会带来一种麻木感，让你无法动弹、发冷或者感到空落落的。就像羞耻感一样，羞愧也会让你恨不得马上消失。

愤怒是最常见的、与慢性疼痛有关的情绪

愤怒是最有力量的情绪之一，且看似无法控制。尽管“气到要炸锅”“气得发昏”，但我们从未学习如何以一种健康的方式将其表达出来，因此，释放愤怒的经历总会带来许多不愉快。回想一下，你上一次以合适的方式表达愤怒是什么时候？通常情况下，尽管我们已经努力释放，但愤怒还是会持续几天、几周甚至几个月。那么，释放愤怒的关键到底是什么？

医学博士约翰·萨诺研究了成千上万个病例后得出这样的结论：愤怒是一种最常见的、与慢性疼痛有关的情绪。他在《身心结合疗法》（*The Mindbody Prescription*）这本书中写道：

> 通常，被压抑的愤怒会以慢性疼痛的方式让你知道它的存在。更重要的一点是，你要知道，由情绪因素引起生理问题（例如，慢性疼痛）是很正常的。我们每天都承受着各种压力，也经常因此产生无意识的愤怒。

萨诺的研究为我们找到治疗慢性疼痛的方法提供有力支持。通过敲击释放更深层次的愤怒，就是改变发生之时。

第一次了解到愤怒与疼痛有关时，有些人会矢口否认，不承认自己正在压抑愤怒。**在潜意识里，人们会把愤怒看成一种借口，就好像是在指责别人、推卸责任一样。但事实上，愤怒是一种日常生活中每个人都会经历的正常反应。**一旦将这些愤怒完全表达并释放出来，身体就不再需要制造慢性疼痛以引起我们的注意，疼痛也就消失了。

阿莉莎的案例很好地证明了愤怒与疼痛有关。在情绪释放研习班的第一天，她自愿上台分享自己的故事。在台上，我问阿莉莎：“你现在有什么感觉？”“我快要疯了。”她很肯定地说，但声音微颤着。“哪里疼？”“我的下背部，疼痛强度大概是 7 分，手部的疼痛强度达到了 10 分。”

“你为什么感觉要疯了？”我又问阿莉莎。“10 年前，我摔了一次跤，脚部严重受伤。在那之后，我经历了 6 次脚部手术，还得了反射性交感神经营养不良综合征。”这种病也被称作复杂性局部综合征，常伴有极度疼痛，并且无法通过常规药物成功治愈，其疼痛程度严重到有人将之称为“不死的癌症”。

阿莉莎告诉我们，为了治疗，医生在她的背部植入了一个神经刺激器。但由于在植入前没有拍X光片，也没有做核磁共振，这个神经刺激器植入背部后根本起不到任何治疗作用，甚至还给阿莉莎带来电击般的剧痛。

由于背部疼痛太严重，艾丽莎后来又去见了医生。不久，医生的助理打来电话，让她不要耽误，立刻去看神经外科医生。

阿莉莎的声音非常紧张，于是，我打断她，让她说说现在有什么感觉。她表示自己非常非常生气。于是，我们先针对她的愤怒进行了几轮一般性敲击，再让她继续分享。

“因此，我不得不又一次接受背部手术。”阿丽莎说着，泪水像小溪一样淌下，“最后，我的C5和C6两块脊椎骨合在了一起。护士说我差点儿就瘫痪了，如果一开始医生就按照标准规程来，在手术之前先拍个X光片，就不至于这样。如果拍了片子，他们就会知道，我受伤后腰椎间盘又出了问题，根本不该植入神经刺激器。那位医生让人非常生气！”

我让阿莉莎想象那位医生的样子。“你感觉怎样？”我问她。“我想在他脸上狠狠揍一拳。”阿莉莎生气地说。接着，我又让她感受自己的愤怒，并设想如果医生此时就站在面前，她想说什么。“植入那个东西前，我的背部根本没有问题，都怪你不按标准操作流程来！我根本没有机会拒绝接受这样的手术，因为我根本不知道这会带来这么大的麻烦。”她开始说。

“想象一下那张脸，你是不是还想揍他？”我继续引导阿莉莎。

“是的。”

“那就来吧。”

艾丽莎一边用右手敲击腋下的身体部位，一边用左手做了一个揍人的动作。接着，她的脸部肌肉放松下来，露出了大大的笑容。

表达和释放愤怒最有效的方法就是，在敲击的同时，基于想象做你想对任何令你愤怒的人做的事情，包括说出对他的怨怒，以及揍他一拳。这样的方式可以将愤怒轻易地、快速地从身体里释放出去，且不会对他人以及你与他们的关系造成任何影响。

就在阿莉莎做出揍人的动作时，我注意到台下的学员里也有人在做同样的动作。“你们也有想揍的人？”我问学员，“他们都是谁？请注意坐在你旁边的人，揍的时候要小心，可别揍错了人！”引得台下一阵哄堂大笑。

“他挨揍之后怎么样了？”我又把注意力转回阿莉莎身上。她开怀大笑，听起来像是发自内心地充满感激：“那一记拳头很重，他摔倒在地。”继续敲击的同时，我又带着她进行了一系列重复性的假想。

我对阿莉莎说：“看着倒在地上的医生，感受身体里的愤怒，感受你每个细胞里的愤怒，以及长年累月忍受的慢性疼痛……现在，看着倒在地上的他。”

我带着阿莉莎重复了七八次，每次都让她更加细微地感受慢性疼痛，并以“现在，看着倒在地上的他”作为结束语。每当阿莉莎想象自己把医生打倒在地时，面部表情都会放松许多，并露出笑容。有几次，她甚至大笑了起来。

做完敲击后，我问她现在感觉如何。“我已经好多了。”阿莉莎说。“好，但现在这位医生已经站起来，也不疼了，但你还在疼。”说完，我让她再次核查了敲击效果。完成敲击后，她对我说：“现在，我真的感觉好多了。”

只做了不到 15 分钟的敲击，阿莉莎下背部的疼痛强度就从 7 分降到了 2 分，手部疼痛强度也从 10 分降到了 4 分。更重要的是，她与自己的情绪重新建立了连接。这是几个月甚至几年以来，她第一次释放出愤怒。她终于可以放下沉重的疼痛包袱，无拘无束地笑了。

有时，愤怒也被称作“非入侵式情绪”。我们也许从小就“被形成”一种观念，认为愤怒是一种负面情绪，不该将它表达出来。事实上，这种情绪也可以帮助我们建立健康的人际边界。一旦建立这种边界，我们就能对他人、不好的行为以及那些自己不感兴趣的事情说“不”。

每个人的情绪都是独特的。在针对性敲击自己的愤怒时，我们通常能发现一种更深层的情绪，比如，因疼痛消耗大量时间及精力、导致人际关系恶化或者因梦想被耽搁而产生的悲伤。你要记住的是，释放愤怒的第一步永远是允许自己感受愤怒。大多数人都很擅长压抑愤怒，因此，我们可以先做一些练习引出愤怒情绪。最好的办法就是练习如何感受自己的愤怒，并在感受的同时针对它进行敲击，直到将它完全释放出来。

重复训练，直到将愤怒彻底释放

深呼吸，想想你每天都要做的、即使疼痛也要按时完成的所有事情。想想那些让你愤怒的事情，比如，医生的误诊，老板在你疼痛时仍要求加班，或者家人、朋友让你学习如何对抗疼痛，尽管他们根本不知道长期遭受慢性疼痛是什么感觉。

你的愤怒甚至可以与疼痛无关。你也许会生妈妈的气，因为她对你撒谎了；或者生男朋友的气，因为他总是约会迟到。在这里，请事无巨细地回忆整理，就算你是因为被超市里一个不会道歉的冒失鬼撞到而生气，那也要说出来。

找到令你生气的人后，对你的愤怒程度从 0 ~ 10 进行评分。同时评估你的疼痛强度，并将这两个数值写在记事本上。关注你的愤怒，让自己真真切切地感受这种情绪。别担心它是否能被接受，你只需要全心去感受就好。然后，针对它进行敲击。如果你想要诉说、回忆，又或者想起了什么，请大声说出来，同时继续敲击。如果你想像阿莉莎那样，对某个人说些什么、揍他一拳或朝他扔东西，那么在敲击的同时，想象你真的这么做了。

在这一过程中，打开你的愤怒闸门，将它释放出来。但要记得，保证你周围有足够的空间，以免误伤他人。

完成敲击后，睁开眼睛，感受一下你的愤怒与疼痛强度如何，并再次评分。继续敲击，直到数值大幅降低，至少降至 3 分。同时，注意疼痛是否转移。时间允许的话，继续敲击愤怒，直到数值降为 0 分。有一点很重要，**那就是你要彻底释放愤怒，并让自己熟悉这个过程，训练大脑，让它感到愤怒是安全的。**

创伤后遗症：治愈疼痛背后的复杂情绪

研究情绪如何影响慢性疼痛时，我们可能会发现，造成慢性疼痛的原因有很多。例如，约翰在 30 年里经历了 4 次手术，但后背仍然剧烈疼痛。约翰参加过越南战争，战事结束后，一直承受着战争创伤后遗症。最近，又有 3 次轻度中风。这些年来，约翰一直被严重失眠、耳鸣和高血压困扰。

由于这些病症，约翰的婚姻遇到了危机。2007 年，当我们第一次在情绪释放研习班上见面时，他新婚的第三任太太抱怨他经常因为疼痛而脾气暴躁，也从来不笑。事实确实如此。约翰的易怒导致整个家庭关系非常紧张。孩子们每天放学一回到家就会先看看爸爸是否在家，害怕自己太大声而惹爸爸生气，或者打扰到他。

在讲述自己的故事时，约翰表示，尽管已经退役 40 年，但他仍然清楚地记得那些爆炸的导弹，以及周围士兵的大笑，仿佛这只是一场游戏。说着说着，约翰低下头，为自己被迫做的所有暴力之事感到羞愧和悲伤。看着他，你完全能感受到他背负着多么沉重的罪恶感。约翰也对当时选出来的政府官员感到气愤，因为他们会为了一些捕风捉影的理由，就让士兵们执行那些任务。

约翰一边敲击，一边回忆战争经历。他还提到小时候父亲经常打他。在约翰的记忆里，父亲从未表达过爱或温情，而是经常用皮鞭抽打他的后背，也就是他现在常常感到疼痛的部位。这么多年过去了，约翰仍然感到强烈的愤怒、疼痛和悲伤，觉得这都是父亲的虐待造成的。针对父亲的记忆进行敲击后，约翰感觉后背的疼痛减轻了。随着对每一种记忆的消除，疼痛也都得到了相应的缓解。

为了治愈战争创伤后遗症，约翰还针对性敲击了自己当士兵时被迫做出的暴力行径。为了弥补对越南人民所犯下的罪，约翰退役后还在越南做了许多慈善工作。每年，约翰都会去越南几次，以教书的方式或其他任何力所能及的方式帮助当地人。

这些年，约翰还尽力帮助越南家庭移居美国。每次一有申请被拒绝时，约翰就会非常烦闷。如果实在无法帮上忙，他甚至会感到负罪感加重，好像全是他一手造成的一样。

敲击过程中，约翰意识到，自己好像将负罪感变成了一个无底洞，无论做什么都无法偿还当年欠下的债。这些年来，他甚至无法与家人正常相处。每次从越南回家后的几个月，新累积的负罪感就会让约翰喘不过气来，感觉必须马上回到越南还债。最后，他在越南的时间越来越长，这加剧了他与妻子、孩子之间关系的恶化。

这个周末，约翰针对性敲击自己的复杂情绪后，后背的疼痛消失了。他又可以舒舒服服地、双腿交叉坐在地板上。要知道，这个姿势他以前是无法做到的。同时，他还发现自己的负罪感大幅度减轻了。

几个月后，我的团队想要跟踪约翰的情况，却没能找到他，因为他又去越南了。然而这一次，他不是为了去还债，而是去教授敲击疗法，因为他热爱那里的人们。他的妻子告诉我们，现在约翰不再感到疼痛，也经常笑了。

约翰还计划结束这次短期的越南旅行后，就回去好好陪伴家人。“我觉得爸爸变成了另外一个人。”他的女儿说。确实，他从研习班回来之后改变了很多。

与你的膝盖进行一场对话

我希望你能好好了解与身体对话的过程，并亲身尝试。前面的章节告诉我们，身体会以制造慢性疼痛的方式与你沟通，警告你要及时处理被压抑并积郁在身体里的负面情绪。

直到现在，这种沟通都还是单向的，只有身体在向你传达信息。但真正的沟通应该是双向的，至少需要一名倾听者、一名讲述者。现在，你要有一种新的认识，那就是疼痛具有更深的含义，是时候以一种新的方式聆听身体的指引了。

如果别人发现你在与身体对话，会有哪些反应？别担心，没人会把你当成神经病关起来。跟他们解释一下你为什么要这样做，或者只需报以微笑就够了。你在做对自己和身体最有益的事情，这才是最重要的。把手放在疼痛的部位。如果你需要一些参考，下面的句子也许会帮到你。

你：嗨，我的膝盖，是我呀。尽管我以前不是一位合格的倾听者，但我真的想要改变。我希望能与你相互协作，让彼此更舒服一点。也希望你能对我耐心点，因为我并不擅长做这件事。我真的想知道，你到底有什么样的情绪呢？

膝盖：害怕。

你：你害怕什么呢？

膝盖：我害怕情况得不到好转。

你：谢谢你，我的身体，谢谢你的信任与分享。我将尽最大努力变成一位好的倾听者，这样你就不需要以疼痛的方式引起我的注意了。

关于膝盖的敲击剧本

与身体进行一场这样的对话后，为你感受到的情绪与疼痛分别评分，并记录到记事本上。现在，让我们开始敲击。如果敲击对象就是与你对话的膝盖，那么敲击剧本应该是下面这样。

手刀点：尽管膝盖感到害怕，但我还是接纳自己。现在，我选择保持冷静。

手刀点：尽管我害怕这样的情况永远得不到好转，这种情绪就隐藏在我的膝盖里，但我现在还是选择保持冷静。

手刀点：尽管我害怕情况得不到好转，对此也无计可施，但我现在还是选择接受这种情绪，并保持冷静。

眉毛内侧：我的膝盖里藏有恐惧情绪……

双眼外侧：那种对情况永远得不到好转的恐惧……

双眼下方：那种对将会失去自理能力的恐惧……

鼻子下方：那种害怕失控的恐惧……

下巴：我害怕未来要面对的事情。

锁骨：我膝盖里的恐惧……

腋下：我不确定自己是否安全……

头顶：我害怕自己永远失去安全感……

眉毛内侧：我不知道在这种恐惧之下如何才能放松。

双眼外侧：我需要这样的恐惧……

双眼下方：我需要做好准备……

鼻子下方：做好最坏的心理准备。

下　　巴：我想要放松，但不知道该怎样做……

锁　　骨：身体希望感到安全……

腋　　下：身体希望能平静下来……

头　　顶：但我不知道该怎么做。

用心感受你的情绪与疼痛，并分别为它们的强度打分。继续针对性敲击这种负面情绪，直到数值降至 5 分以下，然后开始积极敲击。记住，这些提示语仅仅是一种参考，尽量用自己的语言说出你的真实情况。

眉毛内侧：这种疼痛只是恐惧的一部分。

双眼外侧：我正在想办法释放恐惧……

双眼下方：我正在想办法释放恐惧……

鼻子下方：我正在倾听身体的声音。

下　　巴：我在尝试着释放恐惧。

锁　　骨：现在身体可以放松了。

腋　　下：我知道我可以应对这种情况……

头　　顶：身体释放这种疼痛和恐惧是安全的。

用心感受并继续敲击，直到疼痛强度降至 3 分以下，同时注意它发生的任何变化。

释放情绪将产生不可思议的效果。通过敲击表达和释放那些被压抑的情绪，往往都能缓解疼痛。但更重要的是，我们也许还能像约翰一样，因为更加充分地表达了自己，增进与家人的感情，给生活带来其他的积极变化。

接下来，让我们继续深入探索处理和释放过往创伤的办法。特别注意那些来自儿时的创伤性回忆，因为它很可能就是导致你疼痛的罪魁祸首。

轻疗愈

THE TAPPING SOLUTION FOR PAIN RELIEF

第 7 章

疗愈内在的小孩，拥抱全新的自己

儿时的负面经历、未处理的情绪和事件，不仅会在我们生命中留下印记，还会对身体产生持续性影响，中止它的自愈能力，并让我们处于慢性疼痛之中。释放了儿时的负面情绪后，你将会发现，生活发生了不可思议的改变。

对于过去挖掘得越深，你的“记忆中的身份认知”，越可能和今天的你不匹配。

《向上的奇迹》(*Mojo*)

每次向患者问起童年经历，我都能听出这样的信息：我的童年经历与现在的疼痛有什么关系？相对而言，他们宁可述说自己正为何事感到“压力山大”，或谈论到底是哪里出了问题才导致疼痛产生。在他们看来，过往事件好像不那么重要，谈起来也让人不太舒服。

然而，这些年来，我见证了非常多的、通过处理儿时残留的负面情绪以及得不到解决的问题，取得良好治疗效果的案例。相比针对敲击其他人生阶段的负面情绪，敲击儿时创伤性事件取得的效果更令人震撼。

请勿跳过本章！许多人可能一看到创伤、虐待这些字眼就认为本章内容与自己无关，因为印象中自己的童年十分幸福，或者已经对那个阶段的情绪做了很多处理。尽管如此，我还是建议你通读本章，无论如何做一些练习。

也许你感觉自己已经调整好了，但事实上，还会有很多儿时的负面情绪残留并积郁在身体里。就算是拥有完美童年的人，仍有可能因为儿时一些得不到处理的问题和情绪产生慢性疼痛。其诱因可能只是非常琐碎的小事，你根本无法一眼看出它们的重要性。释放出这些过去积郁的情绪，你的内心会更加平和，更有机会在生活的不同领域取得成功。

“被遗忘的”童年创伤，也许身体从未忘记

曾有研究清楚地指出：儿时的负面经历、未处理的情绪和事件，不仅会在我们生命中留下印记，还会对身体产生持续性影响。布鲁斯·利普顿（Bruce Lipton）博士在《信念的力量》（*The Biology of Belief*）中解释了为什么儿时经历会对我们的感情、生理及心理健康产生持久的甚至持续到成年后的影响。

> 我们从父母那里观察到的基本行为、认知和态度会内化到意识中，成为一种固有的模式和路径。它们一旦被程序化并纳入潜意识中，就会持续控制我们的生物状态，直到我们重新“编程”成功。
>
> 如果你怀疑这种“继承”的精确性，那么，想想孩子从你那儿学到的第一个骂人的词吧。你一定还记得他说出这个词时看起来是多么老练，甚至连背景含义都完全掌握。

基于这种精准的行为记录体系设想一下，听到父母对你说“蠢东西”“你配得上什么”“你怎么这么没出息”“早知道就不该生下你”“你个‘病秧子’”时，你会有怎样的感受吧。这些没心没肺的父母给孩子传达此类信息时并没有意识到，它们已经作为绝对的事实被“遗传”到孩子的潜意识中。

在早期发育阶段，孩子的意识还未成熟到能辩证地看待父母的宣判。因此，他们会将其看作是关于“自我认知”的真实定义与评价，而不是单纯的口头发泄。这些口头谩骂一旦被编程入潜意识中，就会变成事实，在不知不觉中对孩子的行为和潜意识塑形，并最终影响他们的一生。

由凯撒医疗集团（Kaiser Permanente，美国一家集保险公司、医院、诊所、药店和坐诊医生的职能于一身的大型医疗保健系统及保险公司，成立于1945年，总部设在加利福尼亚州奥克兰。——译者注）与疾控中心联合赞助的一项关于儿时负面经历的研究（ACE Study），已经证实，儿时经历将对人生产生持续的影响。该项研究跟踪调查了超过1.7万名受试者，并发现，儿时未妥善处理的创伤将对成年后的身体造成非常大的负面影响。

相比儿时负面经历评分为零的受试者，那些评分高的受试者染上烟瘾的概率是前者的3倍。在自杀倾向的可能性上，后者更是前者的30倍之多。

ACE 研究同时还证明，儿时创伤与癌症、心脏病、糖尿病、中风、高血压、骨折、抑郁以及染上毒瘾之间存在直接关联。许多受试者都已年过六十，这表明，儿时创伤与负面经历会在成形后的很多年里持续对身体健康造成影响。

2004 年，ACE 研究的结论再一次被勒妮·D. 古德温（Renee D. Goodwin）与默里·B. 斯坦（Murray B. Stein）所做的一项题为“美国成人儿时创伤与身体疾病之间的关联”的研究证实。该研究指出：

> 统计数据表明，儿时受到的身体虐待、性虐待与轻视，将在很大程度上提高我们成年后患各种疾病的概率。对长期焦虑、抑郁或酗酒者，以及各种疾病患者的普查数据显示，成年人肺部疾病、胃溃疡、关节疼痛的患病率，与其儿时受到的身体虐待有关。
>
> 另外，儿时受到的性虐待将导致成年后的心脏病高发，受到轻视也将对应提高患糖尿病和自身免疫性疾病的风险。

在接下来的内容中，你将看到，这些儿时的负面经历与成人疾病之间的关系也可以用来解释慢性疼痛的产生原理。

慢性疼痛很可能源于儿时的压抑情绪和负面经历

引起成年人产生慢性疼痛的事件和情况非常多。我的朋友、情绪释放专家卡罗尔·卢克（Carol Look）曾提出，创伤性事件存在重度和轻度之分。重度创伤事件指的是一些大事，例如，事故、性虐待或至亲离世。而轻度创伤事件指那些我们很少关注到的事情，例如，在学校被人欺负，由情绪化的单亲父亲或母亲养大，等等。这些事件都会带来心理创伤，影响我们成年后的身体状况。

特别是那些源于儿时的被压抑的情绪，以及未处理的负面经历，更有可能导致慢性疼痛。那种长期的“压抑状态”会慢慢损耗身体，中止它的自愈能力，并让我们处于慢性疼痛高风险状态。

《重塑正能量》作者里克·汉森博士曾表示：“那些不堪回首的经历，尤其是创伤性事件，自然而然地会让人更加恐惧。如果你在治安很差的社区长大，或者父母脾气火暴、心思难测，又或者在学校里常常受到欺负，那么即使现在住在一个很安全的社区里，周围都是善良友好的人，你仍会时常保持警惕。”

很重要的一点是，随着对儿时经历的回忆和探索，你要判断哪些事情是难以独立应付的。

敲击疗法是处理和释放创伤性事件的一种安全且有效的办法，如果你感到不安，或一想起过去就难以继续敲击，那么停下来，向受过情绪释放训练的心理医生或咨询师寻求帮助，共同克服创伤性事件对你的影响。

即使是快乐的童年也有不完美的小事

与其他患者相比，西尔维娅最大的特别之处在于她的年纪。尽管只有 28 岁，她手臂上的慢性疼痛已经持续 10 年，脚上的疼痛也有 3 年多了。她报名参加研习班的目的就是希望能够缓解疼痛。当我第一次问起她的童年经历时，西尔维娅耸了耸肩，表示自己有个非常正常的童年。

小时候，西尔维娅经常参与各种体育活动，尤其是篮球。她的疼痛是从大学时候开始的。那段时间，她一直待在图书馆里自习。每天早上很早就过去，直到晚餐时间才离开，常常为了完成学习目标而顾不上吃午餐。“为什么你要这么逼自己呢？”我问西尔维娅。“我想是因为希望自己更完美吧。”

上大学后，西尔维娅不再打篮球，而是把全部精力放在学业上。“我好像在任何事情上都想做到完美。”西尔维娅补充道，“上大学之前，我想在打篮球方面做到最好。但上了大学，我不再打篮球了，而是将所有时间和精力都放在学业上。”

“你想要为了谁变得完美？”我问西尔维娅。

“我父亲。”她回答道，“他从来没有对我满意过。”

当我问起缘由时，泪水滑落她的脸庞。她的声音开始颤抖：“因为他也是我篮球队的教练。”说完这句话，西尔维娅发出了急促紧张的笑声。

西尔维娅对父亲最早的记忆，来自她 11 岁时的一场篮球赛。那是一场不怎么重要的比赛，但双方分数咬得很紧，西尔维娅的父亲非常紧张。在比赛的最后几分钟里，在某个暂停修整时，西尔维娅和父亲以及其他队友聚在一起讨论策略。在众人注视之下，西尔维娅的父亲用手指着她说："你要为这场比赛负责。"

"你当时是什么感觉？"我问西尔维娅。

"我很生气。"她一边敲击身体部位，一边回答。

"我也很伤心，因为他唯一关心的只有胜负。"

当时，西尔维娅没有表达自己的情绪，而是尽其所能去赢得比赛。她成功了，但比赛结束后不久，她便因呼吸困难进了医院。这开启了一种持续多年的模式，在之后的整个中学阶段，她经常会出现类似的状况——发挥超常赢得比赛后感到呼吸困难。

问问自己：小时候身体是否出现过任何特殊症状？如果答案是肯定的，那么，它也许正在努力吸引你的注意。在记事本上记下儿时身体出现过的任何症状，以及与其相关的事件的任何细节。针对性敲击这些记忆，将残留的情绪问题释放出去。

我开始引导西尔维娅敲击她对父亲的愤怒，几轮之后，让她再次描述讨论比赛策略时的情景。但这一次，她可以说出并做出她想做的事情了。

"这很有意思，"我告诉西尔维娅，"说出你当时想说的话。"她继续敲击，同时想象自己走近父亲，对他说："这就是个破比赛，爸爸，根本没什么大不了的。不要再给我压力了。"

我进一步让西尔维娅想象自己抓住了父亲手里的计分板，并当着大家的面，用这块板子抽打他。她笑了，继续对想象中的父亲说话，将他多年来施加在自己身上的压力引发的愤怒和悲伤统统说了出来。尽管我们尚未针对性敲击她的具体疼痛，但在情绪释放研习班结束时，西尔维娅的疼痛强度已经从 8 分降到了 4 分。西尔维娅的故事很好地说明，儿时残留的负面情绪，即使是一件很小的事情都有可能潜伏在身体里，对长大后的我们带来负面影响。

由于 11 岁时，父亲在一场篮球赛中对自己的表现不满意，西尔维娅产生了一种“我不够好”的束缚性信念，于是想要更加努力，想要做到最好。

尽管父亲在这方面的做法欠妥，但她的童年过得还算不错，没有经历什么大的创伤性事件。“我的父亲其实不坏，”西尔维娅补充道，“他也有非常慈爱、非常关心我的一面。”也正因此，她选择将对父亲的愤怒和悲伤压抑在身体里，从不表达出来。

许多人或多或少都在儿时经历过类似的压力。直到今天，我还清楚地记得，7 岁时，我把自己反锁在一辆校车里的情形。当时，我们家刚从阿根廷移居到美国不久。

尽管拥有很好的、充满爱的家庭，童年时光也过得十分美好，但那段时间，我在学校里很不开心，感觉自己像个流浪儿。将自己反锁在校车里，是我对接下来要在这样一个令人感到孤独陌生的地方久住表达不满的方式。

幸运的是，几个月后我们就搬到了其他地区，我也转到了自己非常喜欢的学校，并很快结交到新朋友。但回想起来，在美国的那几个月真的很痛苦。对一个 7 岁的孩子来说，这些就是创伤性经历。好在这些年来，我一直坚持敲击，已经完全释放了那些负面情绪。

打开紧锁的“胃”，找回失去的力量

现在，开始回想那些可能以某种形式与慢性疼痛相关联的儿时经历。由加里·克雷格创造的“个体平安程序”或许可以帮你更好地完成这项练习。

首先，制作一份困扰性特殊事件清单，并针对这些事件进行系统性敲击，尽管我们能够以此敲击任何人生阶段的困扰性事件，但现在仅仅用它来关注儿时阶段。

当你能冷静看待儿时的不愉快经历、放下情绪包袱时，就会自然而然地减少它们与身体的内在对抗。这意味着，你将获得更高水平的个体平安，以及更少的情感和身体困扰。所有这些都将缓解你的疼痛。具体步骤如下：

1. 在记事本中列一张清单，写下所有儿时经历过的困扰性特殊事件。就算这份清单会非常长也不必惊讶，这很正常。按时间段记录，更有利于你回忆过去。

- 0 ~ 5 岁，6 ~ 10 岁，11 ~ 15 岁，16 ~ 18 岁；

- ⊙ 与兄弟姐妹，以及任何生活在一起的人之间的关系；
- ⊙ 你在学校的经历：幼儿园、小学、初中、高中、大学；
- ⊙ 生病、事故、住院以及其他创伤性经历；
- ⊙ 与母亲、父亲、朋友以及其他重要的人之间的关系；
- ⊙ 你从这些事件或关系里发现了什么？想跟自己、他人或这个世界说些什么？记住，通过敲击，你可以清除这些事件带来的负面情绪。

2. 列清单时你可能会觉得某些事件与目前的不舒服症状没有明显关联。无须理会这些，继续往下写吧。你能记起这些，本身就意味着它们需要处理。
3. 从 0 ~ 10 为每个事件打分（10 分代表情绪最强烈）。
4. 从强度为 10 分的事件开始，逐个进行敲击。在敲击过程中，注意脑海里冒出来的每一个细节，并针对它们进行逐一敲击。也许你一开始针对敲击的是某个事件引起的愤怒，后来又从事件中发现了一种新的情绪，比如悲伤。
5. 将敲击过程中记起的新的儿时过往事件添加到这份清单里，并对其评分。

你要形成每日敲击两三个事件的习惯，这样一来，几个月之内，你就能够轻松处理几十甚至上百个特定事件。记录你注意到的任何变化，比如，身体的感受、疼痛的部位、疼痛强度、不安的情绪、情绪爆发的频率或人际关系的改变，等等。在脑海中回放这些具体事件，同时关注它们之前带来的强烈情绪是如何慢慢变化以及消失的。

接下来我们将发现，我们在儿时听到的伤害性语言很可能成为慢性疼痛的来源。

释放一直留在我们内心的伤害性语言

对鲍比来说，疼痛 25 年前就开始了。前段时间，她的父亲刚刚去世。“在我们的成长过程中，父亲的所作所为太让人生气了。我非常希望能向他表达内心的愤怒，但现在却没机会了。也没机会听到他说以我为傲了，这是我一生中最想要听到的。我曾尽了最大的努力，却始终得不到这样一句肯定。”

那是情绪释放研习班开课的第二天，我们刚刚开始探索儿时的过往事件。鲍比自愿上台与大家分享故事,然而她刚一张口，眼泪就顺着两腮流了下来。“5 岁生日那天，父亲对我说他宁可从来没有我这样的女儿……他用尽一生让我明白，我是多么廉价，毫无存在必要。几乎每一天，我都能听到他说我是个没出息的笨蛋、胖子，他说谁都不会爱我。”鲍比抽泣着说。

“他为什么要那样做？”我问鲍比。

“因为他不知道怎样做到更好。我很希望得到他的爱，但他从来不爱我，也不知道如何给予。当我拿着功课得了 A 的成绩单回家时，得到的却是他的嘲讽：‘你和几位老师上床才拿到这个成绩的？’”

听到这，台下的学员被震惊了，发出阵阵叹息。

“当时我在上高中，想要努力取得好成绩得到他的肯定。”她继续说，小声地抽泣着，“同时，这也是我第一次意识到，自己希望他能以我为荣。”

“后来父亲去世了，我再也没机会听到那句话了。当时，我的儿子才 6 个月大，但因为身体疼痛，我根本无法照顾他。当儿子两岁时，丈夫问我想要什么庆祝礼物。我回答他：‘如果你真想送一件我想要的东西，那么把你的手枪拿来，杀了我算了。’我是认真的，因为自我厌恶，我真的不想活了。那时候，我儿子就在沙发上挨着我坐着。但如果连亲生父亲都不能爱我，我还有什么希望呢？”

鲍比边流泪边敲击，往事如潮水般涌来：“我对他非常生气。这对我来说，一辈子都忘不了。”

为了缓和鲍比的激动情绪，我慢慢地介入她的回忆过程。

“他长什么样子？”

“中等个头，不很胖也不太瘦，就是普通体力劳动者的样子。”

“他做什么工作？”

“在绿湾的一个纸品加工厂当机械师。”

“你对他的最早记忆是什么？”

接着，鲍比开始讲述她的遭遇。

“5 岁生日时，他当着我朋友的面对我说‘我宁可从来没有你这样的女儿’。听到这句话后，我冲进浴室，爬到浴缸里，来来回回地用身体撞击浴缸。”

“现在，你身体的哪个部位还记得那段经历？那是一幅图像吗？哪个部位对它更敏感？”

“就在这儿。”她指着自己的胃部回答，“这里很紧，像一扇锁着的门，我必须要死死抵住它，因为门一旦打开，不知道会发生什么事。”

“那么，‘它’在锁着的门背后？”

“那是一扇非常坚固的门……至少有 15 厘米厚。”

“是木质的，还是金属的？你平时是如何开关这扇门的？”我追问着促使她继续完善脑海中的画面。“金属的，”她说，“没有把手。”

让鲍比想象她阻止自己与那段经历联结的画面后，我把话题转回生日那天的情景。“你生日聚会那天，现场共有多少人？”我问鲍比。

“三四个人，我母亲也在。她来到浴室，拉开浴帘对我说：‘亲爱的，没关系，他不是那个意思。他又喝多了。你出来走走，一会儿我们吃点儿蛋糕就好了。’”

接着，我们集中关注了鲍比 5 岁生日那天的一些细节，不过没有按照先后顺序来。为了彻底疗愈那次事件带来的情绪创伤，鲍比需要从头到尾地释放回忆。“那么，生日聚会那天，一开始时发生了什么？”我又问她。

“事情就发生在餐桌旁。那是我最后一次过生日。当时我和朋友们围坐在餐桌旁。我背对着大厅，外面是车库。”

“你当时感觉如何？”

“特别开心。”她抽泣着说，“我们互相拿彼此开玩笑，玩得可开心了。突然，我听到门‘嘭’的一声关上，回头只见父亲走了进来。我老远就闻到了他身上的酒气。”

“然后呢？你当时有什么感觉？”

“我开始害怕，因为父亲经常会让我们感到非常尴尬。”

“你当时是否已经感到快乐渐渐淡去？”

“是立刻消失了。我当时才 5 岁，就会想着如何避开这一切，如何才能让这些不再发生。但我意识到，一定要发生什么事情，我知道。”

“你说当时感到害怕，那么，是哪个部位有这样的感觉呢？就想想在你闻到酒气时的感受，先不管后面的。”

“我的胸腔、胃部……还有我的膝盖都立刻感到疼痛。”

“胸腔和胃部的疼痛有多强烈？”

“差不多是 7 分。”

“你在害怕什么？害怕接下来会发生的事情？”

“我不知道他会说什么、做什么。尽管我知道他不能打我们。

这是母亲与他的约定：不能动这些孩子。”鲍比说着，想起了母亲当时对父亲说的话。

我们针对敲击了鲍比当时对父亲的恐惧。“尽管我的身体还是充满了对父亲的恐惧……害怕他将要说出来的话……但我现在选择放松，我感到安全。”“所有的这些恐惧，”我们按顺序敲击身体部位的同时，继续往下说，“他将要说些什么……我需要藏起来……这不安全。”为了缓解鲍比的恐惧，我们是这样结束敲击的：“我现在安全了……我内心深处这个 5 岁的小女孩安全了……那个我是安全的……现在。”

通常，一回忆儿时的不愉快经历，我们就会变成曾经那个脆弱的孩子。这是康复过程的一大重要环节。但同样重要的一点是，回忆过程中，我们不应让大脑也跟着回到过去，而要记住，自己永远不需要再面临同样的处境了。现在我们是成年人，能够以当年无法做到的方式保护自己。

完成敲击后，为了检验效果，我让鲍比再次回忆当年生日聚会时的快乐。“我们坐在一起，互相开着玩笑，非常有趣。”这 次，她 边说着 边露出了笑容，又补充道，“哦！当时我哥哥也在场，刚才我都忘了说。”

“你当时真的很开心吧。”我继续问她，“后来闻到父亲身上的酒气，你的身体有什么感觉？”“我仍然感到很紧张，”她回答，“程度大概有 3 分或 4 分。”鉴于鲍比的恐惧强度已经从 7 分降到了 3 分或 4 分，我让她进一步回忆。

“他走到我后面，把手放在我的肩膀上，然后……”她停下来，泪水开始滑落。

“就停在那里。”我又一次叫了暂停。

使用敲击疗法深入探索儿时经历时，我们必须把速度放慢。要将此类事件带来的情绪影响完全释放出去，你需要针对每一个引起巨大情绪波动的故事情节进行敲击，直到彻底清除创伤记忆，或最大限度地释放负面情绪。

“当他把手放在你的肩上时，你是什么感觉？”我继续问鲍比。

“我知道将要发生什么了，那会是让我非常痛苦的事情。”她说着，忍不住又开始抽泣。

我们开始了另一轮敲击。“尽管我知道将要发生什么事情，这让人非常痛苦……我确实听到了他的话……而且从那以后，我就一直反复听到那句话……我清楚地知道接下来会怎么样……但当这双手碰到我的肩膀时……我还是选择放松……现在我感到安全。”我们针对当父亲把手放到鲍比肩膀上时她感到的焦虑进行了几轮敲击。

“现在我们开始……改变生活的事件……就要发生了……我感觉它就要来了……我非常害怕……因为它要……触及我的内心深处……马上就要刺穿我的心脏了……疼痛就要来了。”

完成这轮敲击后，我又将鲍比带回到生日聚会的故事里。当她再一次闻到父亲身上的酒气时，我询问了她的感受。“现在什么感觉都没有了。闻到那个味道我也不紧张了。”再次回想父亲把手放到自己肩膀上，鲍比表示，她的焦虑程度降到了2分。

释放了这两个重要情节郁积的负面情绪后，鲍比继续讲述后面的故事。

“我感觉到肩膀上的手正往下压，好像希望我抬头看他。我真的这样做了，抬头看向他的脸。我记得，当时两张脸的距离大概只有这么远。”她说着，用手比画出三四厘米长的距离。

在鲍比泪水不断涌出的情况下，我们又开始了新一轮的敲击。“尽管知道将要发生什么事情，我现在还是选择放松，选择去感受安全……尽管我知道自己将要听到什么……这是一句将要毁灭我的话……我希望这些事情从未发生过……希望自己能够逃开，希望当时就将蛋糕扔到他脸上……”说到这里，我与鲍比都笑了。我们继续敲击，“当然，任何我希望的事情都没有发生，但我现在选择放松，选择去感受安全。”

当我问起现在看到父亲她会有什么感觉时，鲍比表示：“我什么感觉都没有。不害怕了，也没有别的感觉。”

“我抬起头看着父亲，非常期待能听到一句生日祝福，因为他从来不记得我们的生日，也不相信生日祝福这一类事情……。他把烟从嘴里拿出来，那股烟臭味我至今铭记。”鲍比继续说着，“接着，他看着我的眼睛，就那么直直地看着我说，‘我宁可从来没有你这样的女儿’。”

“听到这句话时你有什么感觉？”

“门被关上了。”

“之前门是开着的？”

“是的，之前门是开着的。”

听到这里，我要求鲍比暂停讲述她的故事，转而针对这些内容进行敲击。“这扇门就要关上了……因为我就要听到这些话了……但我还是选择放松，选择去感受安全……尽管他就要说出非常恶毒的话，但我还是选择放松，选择去感受安全。我知道他这样说是不对的，他说的任何话都是骗人的。但那还是很伤人，当时我才 5 岁。”

回到当时的情景中，我让鲍比慢慢地、逐字将这句话复述出来，同时针对性地敲击每个字对应的身体部位。于是，她开始按照我说的做：“我……宁……可……从……来……没……有……你……这……样……的……女……儿……”

“我很愤怒，”鲍比说，“我总是受到伤害，但现在我很愤怒。”对她来说，这种转变是一个很好的标志。当我问她想对父亲说些什么时，鲍比大笑着请我帮忙组织语言。我笑着点了点头。

然而，她自己张嘴了：“作为父亲，你怎么忍心对无辜的、年仅 5 岁的小女儿说出这种话？更何况，我是全心全意地爱着你呀……你有没有想过，自己在孩子心中播下了多么可怕的种子？”

鲍比大声喊出父亲的全名，继续对他控诉：“为什么我仍然爱你？你根本不配！我从未得到过你的爱，你也不配拥有我的爱。”她又哭了起来，“是我在处理家里的每一件事，是我担负着保护每一位家人的责任！”

“你知道蛋糕放哪了吗？想不想用它做点儿什么？”听到我的提示，鲍比破涕为笑。

“但我想用手肘做点什么，真希望狠狠揍他一顿。我想看他摔倒在地，也想看他跪在我面前，和当时的我一样高。”

“想象自己全副武装的样子。你要相信，就算只有5岁，也没有人能伤害到你。”我继续引导鲍比，“做任何你想做的事情吧。”

鲍比想象自己用左手肘往后顶，想象自己击中了父亲。她是这一次研习班里第三名“打中”愤怒对象的学员，因此我开玩笑说：“这是一个‘教训臭男人’的周末……我们由此发明了一种新疗法。”听完大家都笑了。

“接着，我把蛋糕朝他扔过去。”鲍比继续想象，同时抡起胳膊，好像要把蛋糕举过头顶扔向她的父亲。在她的脑海中，父亲已经瘫倒在地。

“现在，他恼了。”我煽动鲍比继续想象。

“没错，他生气了。”

“没关系，你已经全副武装，他伤害不了你。”

鲍比点点头，表示自己很有信心。于是，我让她再次描述前面提到的那扇门。“现在，它已经变成透明的了。我看到里面的小女孩在笑……她在笑……太棒了！”鲍比笑着说。

“如何才能将那个小女孩解救出来？”

“我要告诉他是他错了，并用实际行动证明他真的错了，错得彻头彻尾！”

“如何才能证明他错了呢？”

“我也不知道。”

那么，让我们跟着直觉走吧。我拿了另一支麦克风放到讲台上，并请鲍比站到舞台中央。她看起来有些犹豫，但还是照做了。我将麦克风递给坐在前排的托马斯。

“他错了。”托马斯告诉鲍比，说完便把麦克风递给旁边的人。在接下来的 15 分钟里，麦克风就这样被传递着，人人都告诉鲍比，她的父亲错了。听着这些话，鲍比哭得停不下来，整个过程我都在为她敲击身体部位。当最后一个人说完之后，我问鲍比：“那个小女孩怎么样了？”鲍比告诉我：“她不在门背后了。”

午餐结束后，鲍比回到台上与大家分享自己的喜悦。“我告诉室友妮基，膝盖已经不疼了。这疼痛可是折磨了我 25 年啊。”感到惊讶的同时，鲍比也为大家给予的爱表示感谢。这时候，我又问她：“膝盖不疼对你来说意味着什么？”“意味着我现在可以大步走向未来了。”鲍比说完，台下爆发出热烈的掌声。

应我的要求，鲍比再次讲述了 5 岁生日聚会上的经历。在整个过程中，她没有落泪而是频频微笑。鲍比一五一十地讲完整个故事，并告诉我们：“现在，我觉得那与我无关了。在我眼中，他只是个失败者，必须用伤害他人保持心理平衡。我会继续享受生日聚会上的欢乐时光。而那扇原本紧锁的门在变得透明后，被打开并消失得无影无踪了。”

第二天早晨，鲍比再次分享她前一天晚上去纽约的经历。

“我终于可以自如上下中央车站楼梯了，这是我以前想都不敢想的。过去，在上楼梯之前，我会考虑再三。首先，我认为自己太胖了，担心上不去；其次，我的膝盖疼得厉害。而这一次，两种想法都消失了。我轻轻松松就做到了。

“那天夜里回到房间后，我用习惯的姿势入睡。当时我并未感到疼痛，却听到自己在痛苦地呻吟。第二天早上快要起床时，这种情况又出现了。于是我问自己：‘你为什么要发出那样的声音？你明明就没有什么地方感到疼痛啊！’”鲍比说完又笑了。学员们又一次为她献上热烈掌声。

鲍比的大脑仍然受既定思维的影响，默认一天中需要经历的第一件以及最后一件事情就是疼痛，即使在感受不到疼痛的情况下。这同时也有力地证明了，疼痛不仅仅是疼痛，还与其背后的程序预设、情绪模式有关。释放情绪并改变这种模式，疼痛便能得到缓解，甚至完全消除，尽管此时你的大脑仍然处在预设疼痛存在的状态下。

释放儿时创伤性记忆概要回顾

我们可以通过以下步骤帮助鲍比处理并清除儿时的创伤性记忆：

1. 首先，让她开始敲击，同时讲述自己的故事。通常，这都是最好的开头方式，能够让我们借此进入那些被鲍比深埋在潜意识底层的记忆。详细说出脑海中出现的任何细节。在这一过程中，避免任何言语上的加工，也无须借用任何方法或技巧，因为鲍比现在要做的，仅仅是释放而已。

这种方法将以听觉、嗅觉、触觉辅助视觉，帮助鲍比重组记忆碎片。鲍比可以运用尽可能多的感官体验，重新回到当年的记忆场景中。这可以让敲击更有力量，让鲍比更充分地释放情绪。

2. 当鲍比开始与围绕记忆产生的情绪建立连接，也就是开始在脑海中放电影时，我问她："你身体的哪个部位会对这些记忆产生反应？"

对她来说，"电影"在一扇厚重坚固的金属门背后。而对于其他人来说，那也许是胃部紧张，某个特定部位的刺痛感、失去知觉或其他症状等。无论如何，尽量找到感到疼痛的部位，并与当时的情绪建立连接。

3. 在放电影的过程中，我们需要时不时按下暂停键，敲击其中的每一个事件，并一再确认敲击的效果。通过敲击，确保每个特定节点带来的负面情绪都得到纾解。

4. 当故事情节发展到高潮阶段，即：父亲对鲍比说出"我宁可从来没有你这样的女儿"时，我让她逐字复述这句话，并同时敲击对应身体部位。几轮下来，给她带来最大伤害、像咒语一样时常萦绕耳边的话带来的情绪创伤被渐渐清除了。

5. 通过敲击消除这段记忆中最让鲍比感到痛苦的片段后，我将幽默有趣的内容加了进来，也就是让她想象把蛋糕扔到父亲身上。如果感觉不错，就享受这个过程吧。很重要的一点是，幽默有趣的内容可以带来意想不到的治愈效果，让鲍比用更舒服的方式找回失去的力量。

6. 最后，打开那扇封锁情绪的厚重金属大门。我借助了群体的力量，将麦克风传递给其他学员，让他们说出鲍比应该听到的话——她的父亲是错的。当然，你在独自敲击时可能无法这样做，但还是可以通过打电话或上网的方式寻求朋友的帮助。决定这样做时，你要确保自己选择的人愿意全心全意提供支持，不带有任何批判或评论的想法。而相对地，你也要保证自己能够完全接受他们的反馈。

记住：运用敲击疗法清除引起巨大情绪波动的记忆片段时，要记得以复述故事的方式检验效果。这一点很关键。你需要再次回到故事中，感受这些情绪是否被清除干净。如果你依旧感到不安，那么继续敲击，直到可以不带任何情绪地复述这个故事。

释放出创伤性的童年记忆，从过去中获得自由

在情绪释放研习班上，第一次出现好几位男士同时举手想要上台分享经历的情况。马克是举手者其中之一。“昨天与大家一起练习敲击的过程中，我忍不住回想起 8 年前的事情。”马克强忍着泪水开始了他的分享。于是，我让他开始敲击身体部位。

“昨天有人跟我说，他们想看一位男士上台流眼泪，我就是大家的许愿精灵。”马克自我打趣道。

“是的，今天我们要与男士们同在。让我们欢迎几位优秀男士先上来开个好头。”我补充说。台下女学员远多于男学员。

马克一上台，我便让他开始敲击身体部位，分享 8 年前的那段经历。那必定是一段煎熬的时光。马克在花园里工作时摔伤了腰椎间盘，并自那时起，一直经受下背部及肩部疼痛的折磨。“然而，一切如常。我必须工作、赚钱，还要做其他事情。

“一直以来，在我十二三岁时发生的一些事情总会自动跳入脑海，我一直以为它们与疼痛无关……直到开始使用敲击疗法，又想起一大堆事情后我才发现，它们都与我受伤不久后的那一天有所关联。但在这之前，我从未把这些事情联想在一起。”

马克暂停了一会儿。看得出来，他正在努力控制喷涌而出的情绪。“很明显，这与我曾经受到父亲的体罚虐待，以及被一个比我年纪稍大的男孩性侵有关。”他颤抖着声音，眼里满是泪水。“男人们一般都不会谈论这些，因为我们是男人……我也找

过心理医生，但从未把这些与疼痛联系在一起，直到昨天。

“我的父亲有非常严重的暴力倾向。尽管我和哥哥未曾犯错，也未曾向他寻求任何帮助，他还是时常以‘我要让你尝尝我的厉害’恐吓我们。他也一定会真的以严酷的手腕让我们尝到他的厉害。除了用皮带抽打，他还会以各种方式虐待我们。所以，即使做得很好，我们还是经常担心自己犯错。”说完，他深吸了一口气。

“我记得那天，那个年纪稍大一点的男孩和我在一起时，我哥哥突然走了进来。令人惊奇的是，面对那种场面，他说的第一句话不是‘发生了什么’，而是‘不要紧，马克，我不会告诉父亲的’。当时只有 12 岁的我选择对这件事情绝口不提，就好像从未发生过一样。但一想起来，我还是怨愤不已，内心充满羞耻感与恐惧，背部肌肉也开始紧张收缩。

“我曾经试验过，一想起那天的事情，下背部左侧的肌肉就立刻紧张起来，接着，愤怒、羞耻感和恐惧一齐涌出。更令人难受的是，我根本无法不去想它。现在，我有了两个儿子，大的 10 岁，小的 7 岁。每次看着他们，我就想起当年的自己。我知道发生了什么事情，只是选择把它们都装进盒子里，直到有了自己的儿子。我开始看着儿子们一天天成长，努力关注着他们的喜好。我想，这就是所有疼痛的原因。”

我问马克：“哪种情绪最为强烈，是愤怒、羞耻感，还是恐惧？”

“是这三种糅合在一起的情绪。它就像电流穿过我的身体，制造出背部疼痛。尤其是在昨天，当我将所有事情和疼痛联系在一起时，就好像手里握着两根漏电的电线，全身都疼。”马克回答道。

我试图温柔地引导马克回想那个男孩猥亵他时，哥哥突然走进来的情景。“那一天把所有事情贯穿到一起，结束了一切，却不知道什么时候才能有个新的开始。”

我让马克尽量回想记忆中的具体细节。比如，房间的布置、他哥哥穿了什么样的衣服。这时候，马克紧紧地闭着双眼，努力忍住泪水，点头回应我的问题。沉默过后，他告诉我：“我记得每一个细节。”

看到马克痛苦的表情，我引导他进行敲击。“尽管我是如此愤怒、恐惧，感到羞耻……关于那天……哥哥走进来……在那种情况下……”但当我们说到“我还是深爱并完全接纳自己”时，马克沉默了。

在接下来的一轮敲击里，我用了一套更为微妙的提示语：在某些方面，我选择接纳自己。我们继续针对愤怒、羞耻感以及恐惧进行敲击。“在那个糟糕的日子里……当哥哥走进来时……我感到非常羞耻……所有的这些愤怒……怎么会发生这样的事情……我现在看到两个儿子……就像看到当年的自己……那么小……那么无助……这一切都不该发生……我身体里的……所有愤怒……所有羞耻感……所有恐惧……是时候释放出来了。”

完成这一轮敲击后，我又开始通过提问引导马克回到当天。“哥哥把门打开时，你有什么感觉？”

“我很害怕，”他一边按顺序敲击身体部位，一边回答，“我怕自己会有大麻烦，怕父亲发现这件事情。”

“如果他发现了会怎样？”

“我不知道，但肯定有人会挨打。”说着，他哭出声来。

马克感受到的恐惧仍然非常真切，于是，我决定引导他重点敲击他在哥哥进门来的那一刻感受到的恐惧，以及被哥哥看到这一切而产生的羞耻感。最后，我带着马克一起说：“尽管经历过那样的糟糕时刻，尽管发生了那些事情，尽管我被性侵了，但现在我还是选择接纳自己，选择去感受安全。”

完成敲击后，马克的触电疼痛强度从 8 分降到了 2 分或 3 分。他表示，回想哥哥开门进来的情景时，自己不再感到恐惧了。鉴于马克对那段记忆仍然存在一些其他情绪，我要求他继续敲击身体部位，同时回想每一件事情。这一次，马克无须大声描述事件经过，只要在脑子里回想就好，继续感受紧张、疼痛与身体里的电流。

仍然有人爱你，一切都会好起来的

回想创伤性经历的过程中，有一点很重要：接受他人的支持。因此，在马克回想时，我继续加以引导。“看看发生了什么事情，”我开始说，“感受你的情绪。”他闭上眼继续敲击，泪水滑落脸庞。

在马克回想的过程中，好几次我都能明显地看出，他的情绪波动很强烈。“去感受安全，”我对他说，“去感受这些情绪。”直到马克承受住情绪中最难熬的部分，我才开始把他带回原来的状态中。“仍然有人爱你。”我对他说，“尽管发生了这些糟糕的事情，仍然有人爱你。看看这些残留的疼痛、羞愧感、愤怒以及恐惧，告诉小时候的自己，‘仍然有人爱你，一切都会好起来的’。”

几分钟的敲击后，马克的表情开始放松。我让他想象身体中每一个过去郁积愤怒、羞耻感和恐惧的部位现在都充满了对自己的爱以及接纳。接着，又让他感受身体对这些爱、希望和快乐产生的反应，感受情绪的火焰如何逐渐熄灭，感受全身肌肉的第一次呼吸与放松。

针对性敲击了这些记忆后，我建议马克停下来深呼吸，将残留的焦虑不安吸入肺部并再次释放出来，让他从内心深处感受对自己的爱。“要知道，这才是你。”

我告诉马克 ：“这才是最强大、最勇敢的你，才是男人该有的样子。你要发自内心爱自己、接纳自己。要有向前走的勇气，要努力让自己康复起来。相比你父亲教你的那些，或过时的道德规范，对男人来说，这才是最重要的。你要去感受那种力量、勇气和平静。”

经过几分钟的想象之后，马克睁开眼睛，发现身体里的电流消失了，后背疼痛强度也降到了 1 分。坐在椅子上的马克尝试将身体向前倾以及左右摇晃、伸展。“过去活动不方便的部位现在变得灵活了。”听到马克的好消息，台下的学员献上了热烈的掌声。

“一开始，我卡壳了，不知道如何摆脱过往事件的阴影。感谢你引导我经历这一切，真的非常有效。现在，我终于能用爱、善良与尊重将恐惧和疼痛替换掉，用全新的自己面对我的儿子，尽管我还从未这样爱过自己。”说到这里，马克几乎泣不成声。

“没关系，这一次我只是有点儿情绪化而已，并不感到崩溃。我从来没有像对待我的儿子们一样,对待身体里的那个8岁男孩。这确实对我有很大的帮助。”马克笑了，其他学员也跟着笑了起来，并又一次为他鼓掌。

与其沉溺于回忆，不如勇敢爱自己

即使事情已经过去8年甚至更多年，类似马克这样的创伤性经历还是会在我们的脑海中挥之不去。一般来说，**回忆创伤性事件存在风险，所以我希望你能寻求专业人士的帮助。专业人士除了能引导你一步步经历这个过程之外，还能确保你感受到并释放出所有的负面情绪，确保你以积极的想象结束整个敲击过程，让你以正面的心态回归现实生活。**

我认为，对于马克而言很重要的一点是，他能够重新以一个“真正的男人”定义自己，勇敢感受负面情绪，并且接纳自己、爱自己。通过敲击清除了存在于记忆中的负面情绪后，积极的想象又促使他重新定义作为男人的自己，而不是沉溺于过去的痛苦经历中。

疼痛共鸣

疼痛领域专家、斯坦福大学疼痛管理中心医学博士肖恩·麦基接5岁的儿子放学时，看见儿子重重摔倒在地，还磕伤了头部。麦基立刻跑过去，同时感到自己的身体也产生了某种生理反应。听到儿子头部磕在地上的声响，麦基同其他在场的家长一样，被吓了一大跳。然而，当麦基询问情况时，儿子却只说了句“我没事”，还与他击了一掌。

尽管儿子头上立马起了个大包，但他并没感觉很疼。这时麦基意识到，自己看到儿子摔倒时经历的疼痛可能比儿子实际经历的还要强烈。受这次经历的启发，麦基带领团队，在斯坦福大学做了一项关于疼痛共鸣的研究。

研究过程中，受试者的大脑活动将持续被监测。在实验的第一阶段，受试者的手臂需要接受一次强度大概为7分的热烫。在实验的第二阶段，受试者则被安排观看他人受伤的视频，比如，专业运动员在体育项目中摔折腿，他们甚至能听到骨头碎裂发出的响声。另外，这些事故都是突然发生的，受试者完全没有做好心理准备的机会。

研究证明，在真正感受疼痛和观看受伤视频时，大脑中的同一片区域都会产生反应。这证明，通过对他人疼痛产生共鸣，我们也能够感受到相同强度的疼痛。

使用敲击疗法释放那些无法随时间推移而消失的、源于儿时经历的负面情绪后，疼痛往往也能得到缓解，甚至完全消除。在后文当中我们将看到，卸下儿时负面情绪的大包袱后，我们的生活将会发生不可思议的改变。

THE TAPPING SOLUTION FOR PAIN RELIEF

第 8 章

为什么有些人会害怕疼痛突然消失？

疼痛能够迅速掌控你的生活，并逐步决定你感觉到什么，采取哪些行动。最终，它将变成你自己。你有权体验疼痛消失时的如释重负，也必须勇敢面对它消失后，你需要做出的改变。

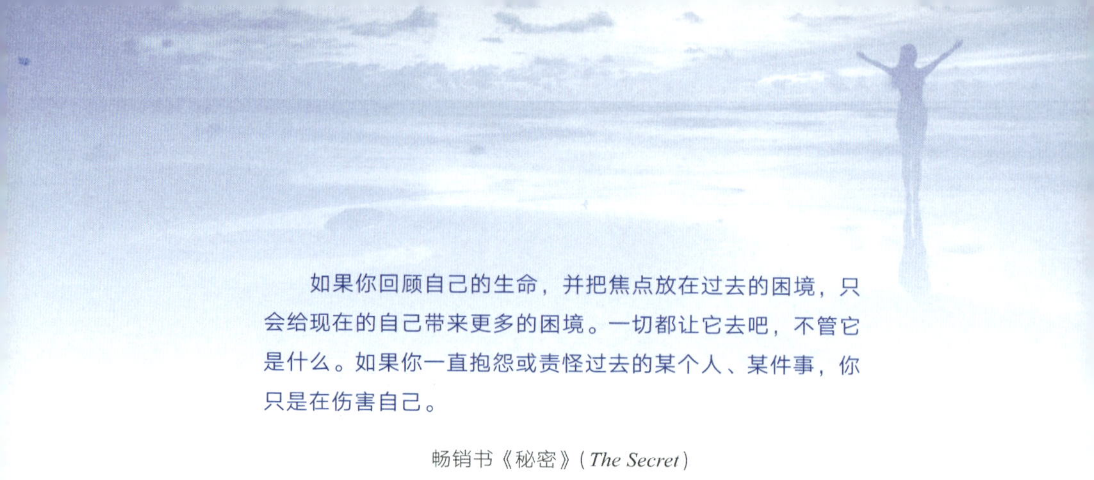

如果你回顾自己的生命，并把焦点放在过去的困境，只会给现在的自己带来更多的困境。一切都让它去吧，不管它是什么。如果你一直抱怨或责怪过去的某个人、某件事，你只是在伤害自己。

畅销书《秘密》(*The Secret*)

现在，让我们转换视角，看一些完全不同的事。我们已经审视了过往事件、创伤性事件以及一些可能引起疼痛并让疼痛郁积在身体里的经历。

感受你目前的状况并设想一下，如果疼痛消失了，会有什么不同？对你来说，哪些方面会变得美好？哪些又会变得糟糕？在本章中，我们将探索疼痛缓解可能带来的消极影响，以及疼痛的积极作用。

你也许已经疑惑了，疼痛怎么会有积极作用？

疼痛缓解怎么会带来消极影响？

毕竟你阅读本书就是想缓解疼痛啊！本章将要探讨的内容可能不太容易理解，因为它们受到潜意识的控制，我们几乎无法察觉。

潜意识不仅会保护我们，还会阻碍疼痛缓解

当疼痛来袭，你只是想让它消失，让自己好过一些。你希望过一种全新的生活，每天早上醒来不必与疼痛对抗。这是你的意识，你极度渴望这些疼痛不再出现。

然而，你的潜意识却喜欢恶作剧。我们已经知道，潜意识会保护身体。因此，它可能会破坏你意识中对消除疼痛的渴望。你可能已经有过类似的经历。

在经济方面，我就经历过这样的对抗。大学毕业几年后，我曾在一家成长中的网络市场咨询企业工作，当时的薪水几乎是许多同龄人的 3 倍。为了庆祝自己的成功，我邀请 12 位关系最好的朋友去墨西哥两座非常豪华的城堡里度假。那一周，我们真的过得非常愉快，我至今仍时常怀念它。

在接下来几年，我一直希望能够再举办一场类似的活动，但总是订不到那两座城堡。这样一来，费用就提高了，以至于其中几位朋友想要退出。

我给他们中间的几位打电话，希望说服他们参加。但有位朋友对我说：“我们都不如你挣得多，没办法像你那样随心所欲地花钱。”那次对话让我非常难过，甚至令我产生“自己不应该比朋友们多赚那么多钱”的想法。我开始疑惑，他们是不是都因为经济状况方面的差距生我的气了？或者说，他们这是在嫉妒我？我是不是会因为这个原因逐渐失去他们？

尽管当时我并未意识到，但自那次对话之后，潜意识就开始占据主导地位。到了下一年，我的生意明显不如从前。就像案例中经常发生的那样，行为以一种我无法及时察觉的方式发生了变化。例如，我开始对客户不负责任，开始赚得不够花。一步步地，我开始因为一些决策失误，失去成功的机会。

我的失误直接反映在账面上，例如，好几个项目都黄了，客户也不再付钱给我。在那次通话后的一年里，我欠下很多债。但同时，我也与朋友们重建了美好友谊。现在，我们的经济状况差不多，他们再也不可能因为这个原因嫉妒我。

多年后，我接触了情绪释放疗法，才意识到发生了什么事情。于是，我运用这种疗法克服了潜意识中会因富有而失去朋友的恐惧。从那以后，我对于成功、财富的认知发生了变化。同时，我也发现了对抗这些错误认知的办法，无论是对于财富、疼痛、爱还是其他东西。

我的故事只能说明潜意识是如何工作的。它非常善于保护我们，也因此非常擅长隐藏我们本应面对的情绪、认知和记忆，阻碍疼痛的缓解。

在本章中，我们将探索潜意识是通过什么方式留住疼痛，并破坏你缓解疼痛的能力的。

找回自我认知，你不需要制造疼痛来保护自己

杰茜从 14 岁的时候起就一直受到慢性疼痛的困扰。如今，

她年近 40 岁。在被纤维肌痛折磨几十年后，杰茜几乎忘了不疼的感觉是什么样的。参加情绪释放研习班，并针对性敲击儿时创伤记忆后，杰茜的疼痛缓解了 30% 以上。然而，课程结束几个月后，疼痛复发了。

“随着生活的继续，疼痛又回来了……这一次不是发生在原来的部位，但它以同样的方式再次影响了我的生活。”杰茜告诉我们，“我不知道接下来该怎么办……我只想让这些疼痛滚蛋，为此我愿意付出任何代价。我真的相信敲击疗法是有效的。”这是杰茜第二次参加情绪释放研习班。在正式开课之前，她说了这些话。当时，她的下颚、手腕、手指、肩膀以及大腿后侧都感到疼痛。

开始时，我让杰茜以自己的节奏按顺序敲击身体部位，同时想象没有疼痛的自己是什么样的。杰茜大声地与大家分享自己的想象：“那是更好的我，可以做很多事情的我。沮丧变少了，困扰也变少，我几乎不再因为疼痛请假，可以做更多自己喜欢的事情。”

14 岁时，杰茜开始感到疼痛。但在那时，疼痛可以帮她避免在学校和家里受到伤害，是她寻求舒适和解脱的避难所。不过那段时间并不长，杰茜后来拥有了她热爱的家庭和事业，过上了非常快乐的生活。然而现在，她不再需要以疼痛作为逃避的借口，反而因疼痛失去了很多，包括最珍视的丈夫、女儿以及她的事业。

“你认为身体有记忆功能吗？”我问道。

换句话说，是不是潜意识正在向身体传递消极信息呢？直到我们开始使用敲击疗法探索她与疼痛以及疼痛缓解之间的关系时，杰茜才意识到自己的疼痛模式是多么强有力地深入到了潜意识里。

我引导杰茜进行了几轮敲击，让她想象没有疼痛的感觉，借此向潜意识与身体传递一种信息——不需要以制造疼痛的方式来保护她了。杰茜不但有爱她的人，还拥有曾给她带来无尽欢乐与成就感的事业。

敲击过程中，杰茜的疼痛开始转移，这表明我们的方向是对的。渐渐地，杰茜开始出汗，感觉发烧一样，但又不是真的发烧。这是在探索那些根深蒂固的疼痛是如何变成她对自己的认知，进而变成她的生活的。

成年后，杰茜从未完全摆脱疼痛，因此没有疼痛的感觉对她来说非常陌生。

敲击疗法让她明白了自己潜意识里的认知，那就是“她正处于危险之中，只有疼痛能够保护她”。要想彻底摆脱疼痛，杰茜需要想象自己从未被疼痛折磨。

45 分钟的敲击练习结束时，杰茜上颚、手腕、大腿后侧的疼痛消失了，肩部的疼痛转移到了后背中间部位，疼痛强度从 8 分降到了 5 分。鉴于杰茜取得了巨大进步，我建议她继续将敲击目标聚焦于寻找安全感以释放疼痛上。通过敲击，杰茜还需要创建一种对无痛生活的憧憬，让身体停止对抗这种不适应。

疼痛能够迅速掌控你的生活，并逐步决定你感觉到什么，采取哪些行动。最终，它将变成你自己。作为一名疼痛患者，你找准自己的身份了吗？你是谁？你想成为谁？我总是听到人们说，在疼痛时自己似乎变成另外一个人。被疼痛折磨时，你根本无法正常地行动或感知。久而久之，这个“另外的自己”开始左右你的自我定位，并对生活以及其他各方面带来非常消极的影响。

别把疼痛变成自己的一部分

问问自己，没有疼痛的话，你会是谁？在记事本上写下你想到的每个细节。如果什么都想象不到，那么开始敲击，并问问自己是否会有以下想法。我的学员在进行敲击练习时经常会有的想法：

- 我不知道疼痛消失后，自己会变成谁。

- 疼痛消耗了我所有的时间。
- 就算疼痛发生变化，我也不知道该期待什么。
- 变化意味着更多坏事将要发生。
- 如果消除了疼痛，我就得 ____________。

清理这些束缚性观念之前，我们先针对它们做一些敲击。直到你产生了其他想法，或回忆起更加具体的事情，再针对它们单独敲击。

敲击前请大声说："我不知道疼痛消失后，自己会变成谁。"你感觉这句话有几分可信度？从 0 ～ 10 为其可信度打分，同时关注你的疼痛，并评估它的强度。将这些都写在你的记事本上。现在开始敲击。

手 刀 点：尽管不知道疼痛消失后我会变得怎样，但我还是选择接纳自己。

手 刀 点：尽管疼痛已经成了我的代名词，但我还是选择接纳自己并将它释放出来。

手 刀 点：尽管疼痛伴随了我很久，一旦它被消除，我都不知道该怎样面对新的自己，但我还是选择接纳自己并将它释放出来。

眉毛内侧：疼痛已经成为我生活的一大部分。

双眼外侧：我已经与它共同生活了很长时间。

双眼下方：我期待有它的陪伴……

鼻子下方：从某种意义上来说，我需要疼痛……

下　　巴：疼痛消失后我会是谁……

锁　　骨：我能否处理这种情况……

腋　　下：是不是太难办了?

头　　顶：我不能让疼痛消失。

眉毛内侧：如果疼痛消失后，我还是不快乐怎么办……

双眼外侧：我想让疼痛消失……

双眼下方：但我不知道怎样才能做到。

鼻子下方：我不确定自己是否能够做到。

下　　巴：我难道不需要以疼痛确保自己的安全? ……

锁　　骨：疼痛是我生活的一部分。

腋　　下：它让我感觉自己是不一样的。

头　　顶：我不知道没有了疼痛，生活该如何继续。

深呼吸并再次大声说：“我不知道疼痛消失后，自己会变成谁。”重新为这句话的可信度评分，同时感受疼痛是否有所转移，在记事本里写下所有变化。

继续针对性敲击这种负面想法，直到数值降低至 5 分以下，然后开始积极敲击。

眉毛内侧：疼痛只是生命中的一个阶段……

双眼外侧：并不是我的全部。

双眼下方：我的生命有很多个阶段……

鼻子下方：我的生活会开始新的篇章……

下　　巴：我绝不只是自己原本认为的那样渺小。

锁　　骨：我希望有新的发现……

腋　　下：关于自己与生活……

头　　顶：我可以完全摆脱疼痛，安全地做我自己。

眉毛内侧：我不需要以疼痛定位自己。

双眼外侧：这不是我。

双眼下方：我知道我的生命包含更多精彩的事情，应该更加丰富……

鼻子下方：我的生活可以翻开新的一页……

下　　巴：没有疼痛的新的一页。

锁　　骨：我可以做原来无法做的事情……

腋　　下：体验身体与生活的各种可能……

头　　顶：我可以脱离疼痛，并感觉安全。

你要相信疼痛消除后，生活会更加美好

你也许会将消除疼痛当成自己唯一想要的结果，但深入了

解生活中别具意义的一面后，你可能会发现一些不愿面对的事实。由于对未知的恐惧，基米在第一节课上产生了一种想法：消除疼痛后，她必须面对曾经熟悉但并不喜欢的生活。

在银行工作几年后，肩部僵硬带来的颈椎疼痛（胸廓出口综合征）严重到令基米无法继续工作。她曾求医无数，还尝试注射激素类药物，但一切都不管用。最后她不得不辞去工作，在家休养。最近，她还接受了腕管手术。

我问基米疼痛最初发生时，生活中发生了什么事。基米告诉我："之前，我一直在伦敦银行比弗利山庄支行工作。那里的工作氛围不太好。当时银行业正在走下坡路，我的老板正在接受审查。尽管我是办公室里最资深的员工之一，但在男性主导的行业中，我的意见总是被忽略。"

当我让基米想象疼痛消失后回到工作中的情景时，她感到有些恶心反胃。她说："如果真是那样，我真不知道自己会做些什么。"针对返回工作岗位的焦虑进行几轮敲击之后，基米的恶心感被另外一种感觉所替代，"感觉就像肠道里有一个黑洞，它让我非常害怕"。

又进行了几轮敲击后，基米的恐惧感逐渐消失了。但她感受到一种压迫性疼痛正顺着颈部右侧向上蔓延，一直到咽喉。

"这种压迫性疼痛的产生是为了阻止我发声。"基米意识到这个问题。在工作中她都尽量保持沉默，有了想法或主意也不愿表达出来，因为在金融服务行业，女性的意见价值往往被低估。

“他们会尝试过所有男性的意见后再来询问你的意见。听完你的意见后，他们还会用讽刺的语气说，‘这是个好主意’。”

“你为此感到生气吗？”

“以前经常会很生气，但现在已经接受了这种现状。我们就不应该说出来，而是静待事情发生变化。”

基于我的观察，基米也许并未意识到自己压抑了许多对男性的愤怒。于是，我让她针对这些愤怒进行几轮敲击。

“尽管身体里累积了这么多的愤怒……出现问题时我总会想很多，却什么也不说出来……我把它们吞了回去……我身体里的所有愤怒……他们对我的不公平对待……那些我想表达想法的时刻……但我都忍气吞声……如果缓解了这些疼痛……我就必须回去工作……我不想回去……感受这种愤怒是安全的……我有权利去感受它……我选择将这种愤怒释放出来……现在就将它从身体里释放出去……”

完成这轮敲击后，我问基米：“敲击时，你感觉如何？”“感觉更有力量了。”她喉部及肩部以下的疼痛强度从 6 分降到 3 分。其中喉部疼痛继续转移到了更靠后的位置，这是以前从未发生过的情况。

为了检验敲击效果，我让基米再次想象疼痛消失回到工作中的情形。“我感受到了发自内心的沉重感，因为从事金融服务行业并不是我想要的。”她解释说。于是，我们又针对这些残留的痛感以及由不公平对待产生的愤怒进行敲击，让她的身体与潜意识相信，感受类似愤怒等比较严重的情绪也是安全的。

接着，我请基米继续描述她当时在办公室里的具体处境。“虽然是资深职员，我在办公室里却没有任何话语权。我只能干坐着，听凭别人决定下一步做什么……有一位来自法国的男同事会反对我的任何意见……这让我非常难办，无论做什么都不顺利……我感到很无助，除了生气什么都不能做……作为办公室里唯一的女性，我没办法跟任何人提起这件事，只能一个人坐在座位上生闷气。”

我让基米回想自己坐在那里，感到无助与生气的情形。“你身体的哪个部位会回应这些情绪？”我问她。“心脏。”

为了给基米一个表达自己的机会，我让她坐下来再次回想当时的情景。但这一次，情况会有所不同。

“在你要说话时，可能会感到恐惧、焦虑，但不论如何，请你能勇敢地说出来。”我开始引导她。

“你什么都不知道。”基米笑着说。

“去感受说出这些话时有多轻松，”我告诉她，“把自己看成一个强大、自信的人，你知道自己在说什么。”

于是，基米开始想象自己正在与那位法国男同事对话，但这一次她反击了对方："你的每个建议，在我们的社会和文化背景下都没有任何意义。想要成功，我们必须采用不同的方法。"

课程快要结束时，基米意识到，疼痛其实是身体故意制造出来的，为了避免她回到充满敌意的工作环境中。工作中的遭遇让基米压抑了太多的愤怒，让她无法正常工作。

"有时，我们真的可以从疼痛中挖掘到很多信息。"课程结束前我补充说，"现在你已经知道自己能够做到，那么有什么理由不全力以赴呢？再过几年，你的疼痛就会完全消失。你要尽力想象自己回到工作岗位上的情景，感受那种焦虑和愤怒，这有利于你与这些情绪建立连接。针对其进行敲击时，你很可能会产生其他的想法，整个过程由此变得更加积极。

"尽管疼痛缓解有可能带来消极影响，但你已经知道如何通过想象与敲击避免这种情况发生。这本身就是一个积极事件，因为你已经知道接下来该做什么了。如果你无法想象疼痛消失后的积极画面，无法相信这会令你的生活更美好，那么疼痛将继续存在。你已经在45分钟内取得了很好的效果，接下来，能否坚持每天用45分钟的时间处理这些事情呢？"

几天后，基米给我发了一封电子邮件，汇报自己的情况。课程结束后，她的疼痛得到了很大程度的缓解，已经不需要看医生了。她开始接受身心灵治疗培训，感觉充满正能量，对未来也十分期待。在敲击过程中，基米还记起并针对性敲击了几个儿时的创伤性事件，那都是她对男性愤怒的来源。

“真的非常感谢你。”基米在邮件里说，“我是情绪释放疗法的忠实信徒，是坚定的支持者。只要一有时间，我就会坚持敲击。”

疼痛缓解会带来消极影响吗？

闭上眼，想象疼痛完全消失。这也许是这么久以来，你第一次摆脱疼痛的困扰。你的身体感觉如何？问问自己，疼痛缓解可能带来哪些消极影响？

因为身体不再疼痛，你就不得不回到厌恶的工作中？你就失去回避困难或某种关系的借口？你必须重新面对生活和你自己？

在记事本里写下你想到的每一件事情。如果你什么都想不起来，那么写下其他人可能需要面对的问题。

指导学员做这项练习时，我问他们，是否有人愿意与大家分享自己的情况。我获得了很多人的支持。下面是其中的一些：

> 需要做的事情太多了，压得我喘不过气来。如果疼痛消除，我花在自己身上的时间就会变少，但如果我真的花太多时间照顾自己，又会产生罪恶感，因为有太多事情要做。
>
> 我一直在学摄影，非常希望能够掌握这门技巧。但如果疼痛消除，我丈夫就会期待我做更多事情。我非常害怕失败，甚至害怕成功。
>
> 得慢性疼痛前，我总要做许多工作，似乎总也忙不完。

能够消除疼痛固然是好，可同时，没有了它的限制，以前那种忙碌的感觉又会回来了。

没有了疼痛，我就得重新学习如何拒绝别人。问题是，我从来都学不会。

因为疼痛，我无法自己吹干头发，所以如果疼痛消除，我一定会怀念丈夫为我吹头发的。

那样的话，我就不再特殊，人们不再帮我开门。以前一直觉得只有金发美女才能享受这样的待遇，而健康的我很没有女人味，不可能被温柔相待。

我是一名商务飞行员，但对这份工作很没信心。如果身体恢复健康了，我就得决定是否继续从事这份工作。

疼痛给了我不去开始另一段恋爱的借口，因为上一段实在太糟糕了。自己一个人过更容易一些。

你比自己想象的更强大

你的答案与上面这些是否有所不同？如果有所不同，请记录下来。完成后，让我们开始针对疼痛缓解带来的不安情绪进行敲击。在开始敲击前，大声说出这句话："消除疼痛是不安全的。"从 0 ～ 10 为这句话的可信度评分，同时为你的疼痛强度打分，并记录到记事本里。

在敲击的同时注意观察，是否有其他与疼痛相关的想法、回忆、事件或情绪冒出来，针对这些内容进行具体的敲击。

手 刀 点：尽管我有点害怕消除疼痛，但我还是选择完全接纳自己。

手 刀 点：尽管我不确定消除疼痛后是否能感到安全，但我还是选择接纳自己以及这些情绪。

手 刀 点：尽管疼痛在某种程度上对我有帮助，但我还是选择接纳自己，释放疼痛。

眉毛内侧：我有点害怕释放疼痛……

双眼外侧：在某种程度上，我仍然需要疼痛。

双眼下方：我不知道消除疼痛后，如何让自己感到安全。

鼻子下方：我已经疼了这么久……

下　　巴：我不知道如果疼痛消失，会发生哪些变化。

锁　　骨：万一我无法应对这些变化呢？

腋　　下：疼痛是我所熟悉的……

头　　顶：我知道该有哪些期待。

眉毛内侧：疼痛能够帮助我把自己藏起来。

双眼外侧：疼痛让我得以休息。

双眼下方：疼痛让我有借口拒绝别人。

鼻子下方：疼痛允许我逃避接触某些人。

下　　巴：疼痛让我与某些人的关系更加亲密……

锁　　骨：疼痛可以引起他们的关注……

腋　　下：疼痛帮我分散了注意力。

头　　顶：如果疼痛消失，我将如何继续保持安全？

用心感受，如果疼痛消失仍然让你不安，那么继续进行消极敲击，直到数值降低至5分以下，然后再开始积极敲击。同样地，你要关注疼痛是否发生了转移。

眉毛内侧：我已经做好释放疼痛的准备。

双眼外侧：我有办法照顾好自己。

双眼下方：我可以找到保护自己的办法。

鼻子下方：我知道如何拒绝别人。

下　　巴：我比自己想象的要强大。

锁　　骨：我知道自己还有很多筹码……

腋　　下：我有话语权，有自己的价值。

头　　顶：我能够释放疼痛，并保持安全。

深吸一口气，与最初的状态比对一下，并再次大声说出那句话："消除疼痛是不安全的。"

现在，你还相信这种说法吗？再次评估，然后继续敲击，直到数值降至3分以下，又或者一直降到你想要的状态。同时，你也要关注疼痛发生的任何变化。

设定健康边界，你就能保护好自己

探索疼痛的积极作用以及消除疼痛可能带来的消极影响时，我们发现两者之间存在一个共同点，那就是缺少健康边界。设定健康边界，我们就能照顾好自己。因为这样的话，潜意识不再需要制造慢性疼痛来引起我们的注意，健康边界会在潜意识介入前完成任务。但如果不设定健康边界，允许人们说一些让我们感到不安的话，并且压抑由此产生的情绪，那么就像前文提到的那样，久而久之，这些情绪就会制造出慢性疼痛。

麦迪逊一直不知道怎样才能设定健康界限，特别是和那些不太支持自己的朋友们交往时。他们总爱越界，而麦迪逊不知如何守住这条界限。多年来，偏头痛成了她回避这些朋友，拒绝让自己不愉快的社交应酬的理由。

问问自己：拒绝别人时，你有什么感受？你认为自己本就有权利拒绝那些让人感到不愉快的人或事吗？如果答案是否定的，针对你“不愿意说不”这件事情进行敲击。

应我的要求，麦迪逊开始想象这个情景，但她很快开始感到喘不过气来。在某种程度上，她是不希望疼痛得到缓解的，害怕知道疼痛消失后生活会变成什么样子，害怕疼痛消失后再也无法轻易拒绝朋友。因此，她越想得到解脱，就越难达到目的。

她需要重新学会说不，但这又可能令他们生气。更糟糕的是，她也许会因此彻底变得孤独，失去所有的朋友。

由于麦迪逊已经针对恐惧与其他情绪进行了敲击，研习班结束几周后，她开始和朋友们设定健康边界。她不再像过去一样害怕拒绝，而是跟随自己的内心，并做出相应反应。在这件事情上，她实践得越多，疼痛缓解得越明显，直到最后完全消失。麦迪逊积极地消除了自己要回避朋友们的借口，于是潜意识释放出这样的信息：她也许需要设定健康边界以保护自己。

你需要在哪些方面设定健康边界？

通常，我们无法确定生活中哪些方面需要设定健康边界。布琳·布朗（Brené Brown）博士在《纽约时报》畅销书《脆弱的力量》（*The Gifts of Imperfection*）中，为我们提供了一种找到答案的办法，她称之为“抗拒日记”。

现在，开始记录抗拒日记，列出令你产生抗拒情绪的记忆和事件。当然，还要注意那些让你感到不适的具体事件，因为不适感是你的健康边界被破坏时会产生的一种反应。

完成记录后，选择一个令你最为抗拒的事件，从 0 ~ 10 为其打分并加以敲击，直到抗拒强度降至 3 分以下。想想，可以设定哪些边界以回避抗拒事件。你能否改变逆来顺受的形象，学会拒绝？能否学会寻求他人的帮助，而不是万事都靠自己？有人质疑你的疼痛时，敢不敢站出来表达自己的感受？

在按顺序敲击各个身体部位的同时，想象你自己正身处抗拒事件中。这一次，你要为自己设定边界。请勇敢说出心中所想，做你渴望做的事情，并注意在这一过程中产生的情绪。一边划定边界的位置，一边用心感受，直到这个事件或这段记忆，不再令你产生任何情绪波动。

通过这种方法清除抗拒日记中的所有事件。即使列出的清单非常长，每天只针对一两个事件进行敲击，一段时间后你还是会为自己的成就感到惊讶。通过清除这些事件，你也将逐渐在边界的设定上做到如鱼得水。

如何设定健康边界

设定健康边界有很多种办法，例如，如果你总是说“好的”，那么要学会说“不”；如果你向来说话声音都很小，那么试着大声说话；或者，不要与那些不支持你的人分享自己的观点。

对大多数人来说，这好像是一门新课程，刚开始接触都会感到尴尬、不适，甚至恐惧，担心设定边界将破坏或弄丢宝贵的友谊。

设定健康边界，首先你要训练潜意识，让大脑相信这样做是安全的。从抗拒强度较低的小事件开始，它可以小到类似拒绝接听某个电话，直接让他语音留言就好。

在脑海中保留这些场景，并感受围绕边界产生的任何情绪。现在，让我们针对“设定边界是安全的”这个信念进行敲击。

考虑设定边界时，你感觉不安吗？强度是多少？从 0 ~ 10

为这种不安情绪打分。以同样的方式关注疼痛，并评估其强度。把这两个数值都写进记事本里，然后开始敲击。

手刀点：尽管我不知道如何设定边界，但为了支持自己，我选择接纳自己，也愿意去学习。

手刀点：尽管我从来不会设定边界，但我还是接纳自己，也愿意去学习。

手刀点：尽管一想起设定边界的事情就会感到不适，不想说出自己所想，但我选择接纳自己，也会去尝试一下。

眉毛内侧：我不知道如何设定边界。

双眼外侧：我发现支持自己还是挺难的。

双眼下方：如果我设定边界，他们就会生我的气……

鼻子下方：我知道那样说我会感到不适……

下　　巴：他们不会接受的。

锁　　骨：我害怕当我说出来时，他们会有不好的反应……

腋　　下：我不善于表达自己的意愿……

头　　顶：我不善于索取我想要的。

眉毛内侧：我不敢设定边界……

双眼外侧：我害怕面对他们的反应……

双眼下方：我害怕听到他们对我说的话……

鼻子下方：我不觉得自己能设定边界。

下　　巴：他们不会喜欢的。

锁　　骨：设定边界会带来麻烦……

腋　　下：设定边界会让我的生活更麻烦……

头　　顶：我害怕设定边界，但知道自己真的需要这么做。

现在，你对设定边界的感觉怎么样？从 0 ～ 10 为它的强度打分。继续消极敲击，直到数值降至 5 分以下，然后开始积极敲击。同时关注疼痛发生的任何变化。

记住，上面所说的提示语仅做参考，你可以随意使用自己的语言，描述真实情况。

眉毛内侧：我对于索取自己想要的感到不适……

双眼外侧：我不确定自己是否有权利索取自己想要的。

双眼下方：但万一我行呢……

鼻子下方：也许我应该做出尝试……

下　　巴：从某个小事件开始……

锁　　骨：从让我感到安全的人开始……

腋　　下：我可以尝试与之接触一下。

头　　顶：对此我感到很兴奋。

眉毛内侧：我有权说出自己的想法。

双眼外侧：我知道自己想要什么。

双眼下方：我可以追求我想要的了。

鼻子下方：我选择开放地看待设定边界这件事情。

下　　巴：当我尊重自己的情绪……

锁　　骨：并且追求所需时……

腋　　下：我是在尊重自己。

头　　顶：我为自己感到骄傲。

进行到这里，你对设定边界有何感受？从 0 ～ 10 加以评估。继续敲击，直到你开始采取行动设定边界。

如何处理总是打破边界的“有毒”关系？

成功设定的健康边界还是会有被打破的时候，因此，我们需要更进一步查看自己的人际关系。许多人都发现，自己的关系网因为慢性疼痛受到了负面影响。他们感觉不被理解，被批判，甚至被孤立，不知道如何设定能够改善关系的健康边界。

哈娜对这个问题再熟悉不过。她的人际关系被慢性疼痛搅得一团乱。这几年，父母更是不停地明讽暗刺，质疑她的疼痛。

比如，到餐厅吃饭时，哈娜觉得自己需要轮椅，而他们却不这样认为；母亲经常不允许她使用拐杖；甚至哈娜在手术后因为行动不便几度恳求她调低医用坐便器，母亲还是不同意，而这进一步增加了哈娜的困难。

最近，哈娜一位很要好的朋友问起她的身体状况，并针对医疗的重要性发表了她的看法。但这就好像在说，“你接受的所有手术都是有问题的”。

人们的言行一次又一次令哈娜觉得自己并未尽力恢复健康或消除病痛。而事实上，为了了解自己的病情以及缓解疼痛，哈娜已经花费了大量的时间和精力。当被问起想起这些事情有什么感受时，哈娜表示：“我就快疯了！”尽管已经意识到这些愤怒，但她却不知道自己拥有表达情绪的权利，也不敢多说半句，担心人际关系会进一步恶化。

如果你已经明确提出，但人们还是不停地越界，那么你可能需要考虑一下自己是否身处于不良的人际关系当中了。一旦你的疼痛与这种关系的情绪残留有关，那么只有采取必要行动远离那段关系，才有可能消除疼痛。发现自己身处这样的境况时，可以通过寻求帮助，想办法从中解脱出来。

人们常常会遇到这样的情况。就像一位女士在直播节目里说的那样：“我最害怕的事情之一，就是一回到家就被朋友们‘质问’我在外面做了什么。通常，他们的反应都是‘你什么时候才能停止做这些没用的事情？’这太让人沮丧了。”

还有人表示：“我害怕敲击对我不管用。如果真是这样，我必须再次向朋友们解释这个在他们看来非常疯狂的治疗方案。我会觉得自己很蠢。他们也会不停劝阻我，说我尽力就好。”

无法设定健康边界时，外界的反应会刺激潜意识产生一种错误的反应——制造出更多疼痛来吸引我们的注意，以避免我们接触那些令人感到不安的人或事件。

设定健康边界的 4 个窍门

当你开始设定健康边界时，脑子里要记住这些简单有力的窍门。它们是唐娜·M. 怀特（Donna M. White）发现的，虽然简单却非常有用。

1. 清楚地划定你的边界。运用情绪释放疗法与外界接触，包括不同的人、不同的事件。通常，边界的设定因人而异，你需要针对不同的人和事件，设定清晰的边界。
2. 设定边界时，立场要坚定。为了解释为什么要设定边界，你也许想要分享自己的感受与经历，但立场一定要坚定，不要说出越界的话。
3. 记住，设定边界是为了健康，这意味着你无须为他人的反应负责，因为这些与你无关。你需要全心关注自己，这样的话，潜意识才不会为了保护你远离那些越界的人或事件而制造出慢性疼痛。
4. 学习设定健康边界是一个过程。你需要耐心学习，寻求支持与反馈，然后尝试更好的办法。

下面的敲击练习，可以帮助你清除过去存在的、对努力尝试设定健康边界的抗拒。

假设生活中有五个人伤害了你，或越过了你的边界。选取其中一人，设想他就站在你面前。如果你将自己的感受告诉他，或者提出一些问题,例如“我们之间的关系将发生什么变化”时，会出现怎样的情况？你在做这件事的过程中，会有怎样的感受？愤怒？悲伤？恐惧？满心负罪感？

通过这样的方式，就能发现究竟是什么在阻碍你设定边界。针对其中产生的情绪进行敲击，同时，想象其他人会如何反应，并关注下一种即将冒出的情绪。

问问自己：这种感觉让你想起了什么？针对这些事件进行敲击。如果没有任何特别的感觉，继续敲击便可。

回到前面设想的场景中。再一次站在那个人面前，你有什么感受？继续针对残留的情绪进行敲击，设想他会对你的要求做出怎样的反应，同时感受情绪是否发生了变化。如果答案是肯定的，那么针对这些情绪进行敲击。这一步可能需要花费几分钟的时间。

记住，你所做的这一切都是为了自己，就算需要花费更多时间也是值得的。花费的时间越多，你在设定健康边界时就会越自然。

一旦你与第一个人建立了健康边界，那么继续下一个。在跟第二个人建立健康边界时，是更简单了，还是更难了？你可能会发现，即使你掌握了建立边界的技巧，能够说出自己想要的，跟有些人建立边界时也会面临更多挑战。但反复练习可以帮你继续下去，做完所有该做的事情。

轻疗愈
THE TAPPING SOLUTION FOR PAIN RELIEF

第 9 章

与自己、身体和生活建立新的联系

如果你能在爱和接纳自己与摆脱痛苦之间进行选择，那就去爱和接纳自己吧。尽管疼痛令人痛苦不堪，但你还是要选择爱自己、接纳自己，因为一切都是基于这一点建立起来的。

运动让我第一次感受到，努力和改善之间有着直接的联系。

《跑步的力量》（*Running Is My Therapy*）

现在，我们已经通过观察了解了疼痛缓解的内在阻碍，是时候回头看看你与自己、身体以及生活之间的关系了。这将为你完全消除疼痛、恢复健康打下坚实的基础。

在情绪释放研习班的最后一天，我会让学员上台分享他们前一晚的经历与感受。

“我以前总是因为腿抽筋半夜醒来。”其中一位女士说，“昨晚又是这样，我的小腿因为抽筋疼得厉害。当时的第一个想法是：敲击可能对我不管用，或者我还不够努力。但之后我又想起了你说的：这不仅仅与疼痛有关，还与我们对自己的感觉有所联系。于是，我中止了第一个念头，开始思考对自己有什么样的感觉。我现在对自己的感觉已经比原来好太多了。也许这就是未来的人生道路，需要我对自己建立信心，更多地爱自己、接纳自己……也许这就是关键。”

“如果必须在爱自己、接纳自己与疼痛消除之间做选择，你选哪个？”作为回应，我问她。

“我选择前者。尽管疼痛令我痛苦，但我还是选择爱自己、接纳自己，因为一切都是基于这一点建立起来的。”

让我再重申一遍。清除疼痛背后的深层原因的关键在于，你要聚焦于爱自己、接纳自己。几个方面共同作用，将为你完全消除疼痛、恢复健康打下坚实的基础。

重新学习爱自己、接纳自己

长时间的持续性疼痛带来的挫败感与绝望感将逐渐吞噬你的自我认知，并让你产生负罪心理。在第三节课上，我们针对布里安娜的肩膀进行敲击时，她开始意识到这一点。

“被疼痛折磨时，我很难让自己感觉良好……我完全了解积极思考有哪些好处，但这是一场持久战。就好像身体疼到快要散架时，我们根本无法忽略疼痛的存在。尼克，我很喜欢你关于意识的原理的阐述，这让我知道身体里正发生着很多事情，也充满了各种可能。但对我来说，当务之急就是每天弄清楚疼痛是得到了缓解，还是更加严重了。

“尽管知道这需要经历一个过程，不可能在一夜之间达到想要的效果，但有时我还是会感到挫败、愤怒，甚至开始抱怨：为什么这种事情会发生在我身上？到底什么时候才是个头？关于疼痛，我的情绪就好比过山车。认为自己能够做到、能够恢复健康时，我的心情就会特别好。”

布里安娜稍稍停顿一会儿，接着说：“而当我感觉受到了惩罚，日子就会变得非常灰暗。身边的朋友们也许有其他需要面对的问题，但他们不需要像我一样，不需要与疼痛做斗争。 我的生活毫无质量可言，总是在喜悦与愤怒、希望与失望之间挣扎、拉扯。”

在这次情绪释放研习班开班之时，布里安娜肩部的疼痛强度是 8 分。每次敲击过后，疼痛都会在第二天有所缓解，但很快又会恢复到原来的强度。

在接下来的几周里，布里安娜继续针对性敲击不同的问题，但开始怀疑自己能否通过情绪释放疗法获得持久的疼痛缓解。即使在感觉良好的情况下，她也不认为自己的身体值得信任。布里安娜认为，不管怎样，疼痛还是会回来。“有时候我感到无计可施，甚至想要放弃。尽管讨厌没出息的自己，但我确实只想尽可能忽略疼痛的存在。这也是我目前唯一能做的。”

为了处理布里安娜的失望情绪，我开始引导她分别针对挫败感以及对身体的不信任进行敲击。几轮下来，她的疼痛得到了缓解。于是，我又开始引导她爱自己、接纳自己。

“过去我一直对自己很苛刻……我总是责怪自己……现在我可以对自己好一点……我可以接受身体现在的样子……我可以接受身体现在的样子……我接受自己原有的样子……”我引导她进行了几轮敲击。

完成之后，布里安娜描述了自己被“自我责备”折磨的过程。“就算只是一个灯泡坏了，我也会一直责怪自己，身体会感觉到这种责怪。我似乎已经习惯了这种自我责备，甚至对此感到舒服与熟悉。就好像我在心里反对爱自己、对自己保持耐心与同情，而把自我责备当成了安乐窝，时不时地就想跳进去。这是我最大的问题。”

我建议布里安娜每次责怪自己时，想象身体同时也受到了鞭打。“因为，从本质上来讲，这就是你正在做的事情。”我解释说，“如果你每天鞭打后背、脖子和肩膀一百次，这些部位就会真的开始疼。”

我不止一次看到这种习惯长期自我责备的案例，就好像这已经成为他们的第二天性。通常都要等到我指出这一点，他们才会意识到，自己一直都在心理层面上进行自我体罚。转变这一模式，是通过敲击处理这些想法的关键一步。

开始将消极的自我责备转变成积极的自我爱护时，你要做好心理准备，明白这是一个漫长的过程。几乎没有人能在一夜之间，通过简单的敲击把自我责备模式转变为自我爱护模式。你需要时间重新学习如何爱、关心与尊重自己。

另外，我们不一定要对任何事情都进行积极思考。至少在我认识的人里面，还没有一个能够做到这一点。学会更多地运用积极思考是一个循序渐进的过程，过段时间你就会发现，自己的积极思考已经多于消极思考了。

问自己：脑海中经常会出现什么样的负面想法？犯错误时，你会原谅自己，还是一直揪着错误不放？是否经常觉得别人的不幸都是你造成的？是否认为自己是有缺陷的？照镜子时，会立刻对镜子里的自己产生不好的评论吗？

关注你每日对待自己的方式，记录到记事本里，并对这种思维模式进行敲击。如果你不能将这些想法背后的情绪和观念都释放出来，就会一直受到它们的干扰，无法享受健康快乐的生活。

你要相信敲击疗法，而不是相信恐惧

我常常听到人们说起自己患慢性疼痛前都爱做什么：散步、烹饪、骑自行车、在周末整理花园、画画、游泳、与孩子们玩耍……尽管通过这些活动，他们都获得了无穷尽的欢乐，但这还只是简单的自我关注、自我爱护和自我接纳。

在患颈部慢性疼痛之前，塔拉很关注自己，经常做瑜伽，也非常享受这一过程带来的身体、情绪和精神上的良好感受。但自从脖子开始发疼，她便不得已中止这项爱好，甚至回避任何需要用到脖子、上背部以及肩膀的活动。每次一使用这些部位的肌肉，第二天早上醒来，她就会觉得疼痛难忍。

遭受一场连环车祸和一次袭击之后，塔拉被诊断为严重的鞭抽式损伤，后来又恶化为颈椎管狭窄症。“这意味着，30 出头的我配备着 90 岁高龄的脖子。”7 年后，塔拉的脖子变得非常脆弱，甚至无法伸直、无法承受头部的重量。为了恢复颈部功能，塔拉接受了一种罕见的极端外科治疗手术——七级颈椎椎板切除术，被取走了后背上的许多块骨头。

手术后，塔拉在物理治疗上花费了 10 万美元。她终于可以重新活动颈部、做瑜伽，只是每次运动过后，第二天醒来时，还是会经历那种锥心之痛。最后，她又一次放弃了瑜伽。尽管塔拉非常怀念瑜伽，以及其他需要活动到颈部和肩部的运动，但这些都抵不过疼痛的折磨。

听完塔拉的故事，我问她："现在，你的脖子有什么感觉？""我觉得好像所有的眼泪都在脖子里。"针对脖子里的眼泪以及眼泪背后的情绪进行敲击后，我让塔拉尝试从左到右转动脖子。当然，这将导致她第二天的偏头痛。

尽管害怕，塔拉还是同意试一下。等到她用脖子"画"了半个圈后，我又让她做一个自己最喜欢的瑜伽动作。这个想法令她更害怕了，以至于她开始不断地掉眼泪。"我敢保证，"事后她告诉我，"当你让我这么做的时候，肯定无法理解我的处境。"

最后，塔拉还是决定按我说的去做，向我们展示了她最喜欢的瑜伽动作——潜水艇式。令她感到惊喜的是，第二天醒来，一切安好。

"没有偏头痛，也没有其他形式的疼痛。"几个月后，塔拉告诉我，"现在，人们关心我的颈部疼痛时，我都会告诉他们'我很好'。我甚至很少关注到它，也忘了它过去曾是个大麻烦。这太令人兴奋了。我的生活不再像过去那样受到限制了。"

塔拉对我说："我的生活里全都是我无法做到的事。我被疼痛限制得动弹不得，感到非常抑郁，就好像身体被人劫持了。我无法提垃圾袋，抱不动要洗的衣服。我还这么年轻就要依靠别人，完全没办法独立。颈部疼痛和偏头痛几乎摧毁了我的生活，那不只是遇见路障，更像是整条街都被永久地封锁了。直到那天，与你一起针对颈部进行敲击，我的内在情绪才第一次得到了释放，就好像被封锁的街道重新开通了。"

接触敲击疗法后，塔拉的整个生活都发生了变化。她在兴奋中又一次开启了新的生活。回想之前的生活，塔拉补充说："如果能够给其他像我一样经受慢性疼痛折磨的朋友提个建议的话，我会请他相信这种疗法，而不是感到恐惧。"

如果疼痛消失，你想做什么？

有时，你能做的最棒的事情就是停止关注疼痛，去做让自己开心的事情。被疼痛困扰时，这看起来不太可能做到，并且疼痛还是会复发。但做让自己开心的事情，有利于你在训练并表达自我爱护和自我接纳的过程中，为实现持久的疼痛缓解及恢复健康打下基础。

向没有疼痛的未来前进，你需要敞开心扉面对新的可能，找到与身体、生活以及你自己建立紧密连接的新方式。现在问问自己，如果没有疼痛了，你将做什么？从洗衣服到做园艺、周游世界、跑步、和孩子玩耍，或者找份新工作。不管想起了什么，都记录到你的记事本里。

一位医生通过敲击治好了膝盖和肩膀的慢性疼痛

洛丽·莱登（Lori Leyden）博士是情绪释放疗法基金会的主任。在一次综合性健康疼痛管理会议上，她指导与会医生使用敲击疗法。完成集体敲击后，一位多年来备受膝盖和肩膀慢性疼痛折磨的医生惊奇地发现自己的疼痛值从 7 分降到了 4 分。

第二天，这位医生单独与洛丽进行敲击后，感觉疼痛又比前一天有所缓解。另外，他一直认为因为疼痛，自己将无缘网球。

在敲击过程中，这位医生找到了与疼痛相关的创伤性事件：他目睹了父亲由于恶劣的医疗条件中风 4 年，最后不治身亡。这些年，12 位亲人的离世更是让他悲痛不已。

敲击结束时，他的活动幅度更大了，疼痛值降到了 1 分，这令他很兴奋。当洛丽问他是否还遗憾无法参加网球赛时，他表示："没关系，我有太多其他事情可以做了。我发现疼痛也有它的积极作用，起码我能够更好地照顾我的母亲了。”

这位医生通过敲击实现了疼痛缓解，并与身体建立了一种新的连接。另外，他还发现了一些隐藏的积极作用，从而成为一名更好的照料者。

当疼痛主宰生活，你该怎样找回主动权？

时间久了，疼痛就会接管很多事情，包括身体以外的那些。它将介入生活的方方面面。这一点，塔拉再清楚不过了。颈部的慢性疼痛接管了她的身体后，抑郁紧随而至，从那时开始，她的生活便开始走下坡路。“抑郁带来了其他问题，例如，暴饮暴食、疯狂地网上购物。疯狂购物对当时的我来说确实是个困扰，但我真的不知道如何停下来。并且，因为东西实在太多，我不知道该如何整理。”在情绪释放研习班结束几个月后的电话回访中，塔拉这样对我说。

多次敲击过后，除了能重新开始做瑜伽，过正常的、积极的生活外，塔拉还能控制自己不再疯狂购物了，而且，她还清除了房间里多余的东西。这些事情并不难办到，只不过她不想再做了而已。在清除与疼痛有关的其他问题时，塔拉经常会遇到这种情况。

由于自我感觉更好了，其他限制、问题以及阻碍都会消失。最后，我们不需要强制自己去做，或者回避某些事情了。相反地，只需做自己想做的那些。正如我们看到的那样，这个过程也可以从相反的方面起作用。通过针对人际关系、财务状况、工作以及其他事情进行敲击，很多患者实现了梦寐以求的疼痛缓解。

记住，疼痛与疼痛缓解不只关系到疼痛的存在与否。想真正消除疼痛，你需要释放其背后的情绪和束缚性信念，这关系到你如何审视整个生活。

尽管，你目前已经缓解了部分疼痛，但你要诚实地、彻底地审视你的生活。生活的每个方面都存在持续性的压力源，你要处理它们。否则，疼痛很可能复发。即使与疼痛无关，释放压力也将令我们的生活更加丰富、快乐、轻松。

现在，看看你生活的不同方面，例如，人际关系、工作、财务状况、家庭情况、生活方式（饮食、锻炼、作息）等。

你的生活方式健康吗？你的人际关系对情绪、心理状态和生理健康产生了什么样的影响？工作呢？你如何规划时间？居住环境如何？

如果无法解决所有问题，那么先关注那些带来明显影响的方面。你必须诚实看待自己的生活，看看哪些方面需要更多的关注，并进行针对性敲击。在必要时刻，请随机应变。

如果你无法一次性关注到生活的方方面面，可以用提问的方式逐个攻破：生活中哪些事情让你感到“压力山大”？你最担心的是什么？你会因为什么事情感到焦虑、愤怒或者恐惧？在记事本里记录这些答案，然后分别进行针对敲击，逐个攻破。

区分调入与调出，实践真正的自我照护

讨论如何更好地照顾自己时，要区分两个概念：一是调入，也就是努力接触那些让自己感觉舒服的人或活动，努力追求充实的生活；二是调出，也就是避开某些事情。

电视、互联网以及数码产品都能带来娱乐信息，在我们需要分散注意力时提供有效帮助。但它们只能调出，无法像音乐、瑜伽、园艺等其他爱好那样为我们带来成就感和能量。这并不是说，我们不应该使用现代技术，不应该享受其带来的娱乐信息，只是我们需要花更多的时间去实践真正的自我照护，做那些真正能够充实内心的事情，而不仅仅是分散注意力。

拥抱“全能的膝盖”：与身体建立新的连接

我建议大家都去关注身体与体育锻炼之间的关系。在凯文对儿时创伤经历残留的情绪进行敲击并成功释放后，我知道，是时候将矛头对准他与身体的关系了。“你的身体有没有康复的希望？”我问他。“反正那些医疗机构从未表示能治好我的病。”他边敲击身体部位，边回答我。

“那你认为呢？”

“我更愿意相信是有希望的。”

凯文两侧髋部都做过髋关节置换手术，而且被诊断出得了椎管狭窄症。

多年来，他的脖子、脚部以及右肩一直承受着慢性疼痛的折磨。每天，凯文都不得不吃上好几片止疼药，但现在，身体也快承受不了了。就像他说的那样，尽管最疼的时候已经过去，但现状还是不足以令人满意。同时，凯文体重飙升，增加的体重又反过来让身体变得更差，这进一步加剧了疼痛。

“你还有任何希望吗？”我问凯文。

“是的，至少我还有一对完好的膝盖。”

“岩石一样坚硬的膝盖。”

“没错，它们总是给我支持。”

我让凯文为膝盖起个名字，然后开始继续按顺序敲击。

他沉默了一会儿，说：“全能的膝盖。”

为了让后面的环节更有趣、更有画面感，我召集他的膝盖们一起开了个会。“注意了，注意了，全能的膝盖们，大家一起来开个会。”我开始了，“请右肩过来。看见了吗？你的右肩现在正在一瘸一拐地走进来呢。”

“是爬着进来的。”

“好的，右肩是爬着进来开会的。现在，请叫脖子也进来。”

“脖子是一瘸一拐走进来的。”

“还有其他哪些部位需要参会吗？”

“我的左腿跟腱也有问题，它是被提着进来的。还有我的右脚，是拖着进来的。”

“那么，还有其他哪些部位需要参会吗？”

“我的眼睛，它们看起来有点像斗鸡眼。还有我的脊椎，感觉像是被堵住了。”

“想象它们现在都在会上。现在，看看你那完好的、代表了希望的膝盖，你觉得它们会对这群残兵败将说些什么？”

“首先，我的膝盖会先把它们的军官帽戴上。”

“很好！那它们会说些什么？”

“‘看哪，士兵们，开始我们的项目吧！把你们的工作努力做好吧！’”

“它们还会说什么？”

“‘好好享受你们的工作。完成之后，你们就可以休息了。’”

通过定位身体最强的部位，也就是自己的膝盖，凯文得以与身体建立一种积极的、有力量的连接。几分钟内，他就可以看到自己是多么希望身体能恢复状态了。他希望身体能够在需要工作的时候好好工作，在不需要的时候便休息，享受生活。

“也就是说，你现在拥有一群士兵，它们需要为你工作。”我继续说。

“没错。”凯文在敲击身体部位的同时回答道。

“在脑海中保留膝盖召集其他部位一起工作的情景。”

“‘让我们击个掌吧！请大家保持队形，继续工作。’”

“你已经开始练习如何保持队形了。但在取得效果之前可能需要经历一些痛苦。”我这样对凯文说，想借此试探他与锻炼身体之间的关系有多牢固。

“没有付出就不会有收获。”

“那么，其他部位如何回应呢？”

“他们已经在排队了。”

“太棒了！现在，他们有了一位领队。也许这就是他们需要在一起的理由。”

“我相信会是这样的。”

“现在，你的身体部位开始对未来有了期待。它们已经看到了你的膝盖是怎样工作的，那么现在，你要感受身体的力量。你的脊椎变得强壮了，脖子、肩膀以及脚部也变得强壮了。你能感觉到那种力量吗？你能感觉到那种信心吗？”

“当然能。我现在感觉比原来更放松了。力量在缓缓流淌，不急躁，不阻滞。”

“要知道，在膝盖的带领下，你随时可以恢复状态。你可以再次变得强壮，成为你应该成为的那个男人，成为你一直想要成为的那个男人。你可以强壮、坚强、充满勇气与爱心，富有激情而平和。”

完成敲击后，我问凯文感觉如何。他表示，脖子的疼痛从 5 分降到了 1 分，肩膀的疼痛从 5 分降到了 0 分。更重要的是，他开始与身体建立新的连接。膝盖成了凯文力量的源泉，他可以依靠它们的引导向前迈进。并且，通过定期锻炼，它们还能帮助身体重新获得力量，变得灵活。这对于打造健康、强壮、无疼痛的身体至关重要。

确保自己相信锻炼可以缓解疼痛

由于疼痛的限制，我们可能会长期缺乏运动，肌肉开始萎缩，最后骨骼也变得脆弱易断。我们的身体越来越弱，遭受疼痛或伤害的风险也相应提高。为了实现永久的疼痛缓解，最关键的一点是，你要开始进行有规律的体育锻炼。

医学博士萨诺在《别了，背痛》一书中指出，有规律的体育锻炼是缓解疼痛的最好方法。

> 定期进行体育锻炼不仅能够帮你再次恢复健康（尽管这对于生理和心理两方面都是极好的），还能让你摆脱对体育活动的恐惧。通常，这种恐惧甚至比疼痛本身更伤害我们的身体。丢掉恐惧，重新开始正常的体育锻炼是治疗过程中最重要的部分。

大家总以为，是疼痛导致我们无法锻炼身体。而事实上，真正阻止我们进行锻炼的最大障碍是对体育锻炼的恐惧。这种恐惧常常大到足以给身体带来负面影响。萨诺建议，开始锻炼之前，我们要确保自己相信这有助于缓解疼痛。

人们总是告诫我们：你不可以那样做，你只能这样做；小心点，你会伤着自己；你的脊柱弯了；你的脊椎在退化，骨骼开始挤到了一起；你的一条腿比另一条要短一些；你不应该像这样直着走；你有扁平足；别去游泳，你至少要保证自己不被呛到；不要弓着背；睡觉的时候，别用向左侧卧的姿势；弯下腰再起来时，腿要弓着；你不能举重物；别做仰卧起坐等。

由于缺乏专业的医疗知识，我们常常会把所有的劝告和禁忌当成真理，让大脑时刻监督自己的身体。

摆脱恐惧，完全恢复锻炼将是一个漫长的过程。如果你无法快速投入，或在锻炼的过程中感到疼痛，那么不必紧张，你并不会伤到自己。磁刺激治疗是一个温和的过程。持续疼痛意味着大脑仍然处在改变模式阶段。你必须一次又一次地尝试，并且坚信自己一定是安全的。这一点在成千上万的人身上已经得到了证实。

另外，不要急于开始锻炼。并不是说它将带来什么潜在危害，而是因为大脑可能还处在磁刺激模式。我建议你接受磁刺激治疗几周后再开始，这样的话，可以留出时间让疼痛消失，建立信心，同时也给大脑预留重新编程的机会。

在恢复锻炼方面，萨诺还补充道：在过去的 17 年里，通过接受这个建议，非常多的患者恢复了正常的体育锻炼，甚至能够做一些较大强度的项目。还从来没有人提出锻炼身体加剧了疼痛。

尽管萨诺的方法在部分人看来有点儿激进，但他的结论还被其他一些研究证明，包括登上英国医学杂志的一项研究。在这项研究中，研究者对 187 名年龄在 18 ～ 60 岁之间的下背部疼痛受试者进行了为期 12 个月的监测。受试者被随机分成两组：控制组与对照组。前者被安排进行包括体育锻炼在内的一系列项目，后者则只接受标准的基本背部护理。

6 周后，相对来说，控制组的恢复进度稍稍领先。而 6 个月之后，相比对照组，控制组取得了非常明显的进步。1 年后，仍坚持锻炼的控制组的疼痛缓解了许多，同时比对照组需要更少的医疗介入。

詹姆斯·兰维尔（James Rainville）博士是波士顿新英格兰教会医院的物理医学教授兼康复科主任。他的研究同样证实了体育锻炼在缓解疼痛方面的作用。詹姆斯博士为不同程度的背部疼痛患者组织了一个“背部疼痛集训营”。后来，美国国家公共广播电台专门对此进行了专题报道，因为它的效果非常显著，甚至比背部手术和止疼片的效果都好很多。

“背部疼痛集训营”是一个为期 6 周的身体锻炼项目，旨在增强患者背部力量、提升行动灵活性。 在整个项目中，患者做了各种体育运动，包括竞走、跑步、举重等。到结束时，许多患者的能量得到巨大提升，睡眠质量也得到改善。另外，体育锻炼还为他们带来了许多其他好处，比如，身材更健美、心情更愉悦等。

敲除对重复受伤的恐惧

自 2003 年起，我的朋友斯泰茜·沃恩布洛克（Stacey Vornbrock）已经运用敲击疗法帮助成百上千名专业或业余运动员提高专业水平，帮助他们克服对再次受伤的恐惧。她的伤痛康复项目覆盖许多方面，重点针对的是对再次受伤的恐惧以及过度的自我保护意识。

这些运动员大多经历过慢性疼痛，身体的多个部位也曾几度受伤。下面是斯泰茜对再次受伤的恐惧所做的描述。

受伤后，你的细胞会释放出包括各种情绪在内的多种化学元素，并将它们存放在受伤部位周边的细胞接收器中。一旦这些受伤部位产生对再次受伤的恐惧，并唤醒过度强烈的自我保护意识，你马上就会开始以某种方式保护它们。而后来，你之所以得以心安，是因为你的潜意识改变了对行走、跑步、做游戏等各种活动的看法。

你要清楚，除非成功将这种恐惧与意识从细胞接收器中释放出去，否则它们便会永远留在身体里。受过的伤越多，身体就愈加恐惧、焦虑。尽管身体会努力对抗这种情绪，但只要你仍未将它释放出去，就无法展现自己的真正实力。

运动员自己清楚，受伤后的自己将不自觉地变得保守，因此会不断努力从精神上克服这一点。可惜效果并不理想，他们无法找到办法走出阴影。运用敲击疗法，可以轻松将这些害怕再次受伤的恐惧与焦虑从身体中释放出去。通过敲击，这些运动员至少都恢复到了受伤前的水平。

我曾帮助一位 18 岁美国体操运动员摆脱这种情绪的困扰。当时，他非常焦虑，因为在一些常规项目——单杠、鞍马、自由体操中总是无法稳定发挥。当然，这也是令他受伤最多的 3 个项目。

他的两个脚踝至少受伤 10 次。每次上杠失败，脚磕到单杠后都会留下大片瘀斑。多少次，他从鞍马上摔下来扭伤手腕。弓身跃上鞍马过程中出现失误会伤及背部和脚踝，他甚至听到过脊柱受伤那一瞬间发出的响声。另外，他也在落地时扭伤过膝盖。

多次受伤的后果是，一到落地环节，他的肌肉就会紧张收缩；上杠失败时，身体又会本能地往后撤。这些反应将导致他更容易受伤，无法发挥最好水平。

设想一下，想在训练或比赛时克服对摔伤的恐惧，他需要消耗多么大的能量。 这些得不到释放的情绪将分散注意力，导致他无法像往常一样专注于这些动作。

我们针对这种恐惧与意识进行敲击，并重点释放他对每个部位以及每个落地瞬间受伤的恐惧。接着，我引导他想象他身体的每个器官聚在一起开会，创造出一种和谐的氛围，让身体自然而然地协调一致，让每个器官都能自如地工作。

开始使用敲击疗法的那一年，他的目标是成为国家前 50 强。而在最后的比赛中，他远远超过预定目标，取得了第 5 名的好成绩。

和锻炼建立积极连接

尽管大部分通过锻炼身体缓解慢性疼痛的研究都集中在背部疼痛方面，但我们必须明白，常规锻炼是实现持续性疼痛缓解、恢复健康的重要环节。关键的一点在于，你要清除“锻炼损害身体、加剧疼痛”的束缚性信念。

为了与体育锻炼建立积极的连接，让我们先通过敲击克服对锻炼将制造更多疼痛的恐惧。一想到锻炼有可能造成疼痛，你有什么感觉?

从 0 ~ 10 为你的情绪评分，同时评估疼痛强度，并将这两个数值记录到记事本里。现在，我们开始敲击。

手 刀 点：尽管确信锻炼对我来说意味着疼痛，但我还是接受现在的感受。

手 刀 点：尽管确信锻炼对我来说意味着疼痛，毕竟我的疼痛就是锻炼造成的，但我还是接纳自己，甚至接纳这些恐惧。

手 刀 点：尽管过去锻炼对我来说确实意味着疼痛，并且清楚将来也是如此，但我还是选择敞开心扉，相信也许会有不同的结果。

眉毛内侧：我不能参加体育锻炼，因为这会让我疼痛……

双眼外侧：如果进行体育锻炼，我的身体会反抗。

双眼下方：我以前曾经为锻炼付出代价……

鼻子下方：这样做身体肯定会生我的气……

下　　巴：它会开始僵硬或发酸……

锁　　骨：根本不值得这样做。

腋　　下：锻炼很难！

头　　顶：我根本没时间。

眉毛内侧：我很害怕移动自己的身体。

双眼外侧：我不确定是否能够相信身体将变得强壮。

双眼下方：以前身体让我失望过。

鼻子下方：我不知道怎样说服自己再次相信它。

下　　巴：也许我能与它和睦相处……

锁　　骨：允许它变得更强壮一些……

腋　　下：就这样慢慢地……

头　　顶：但我还是害怕移动自己的身体。

用心感受，注意观察自己现在对体育锻炼的感觉，从 0 ～ 10 为它打分。继续进行消极敲击，直到数值降至 5 分以下，接着开始积极敲击，同时感受疼痛是否发生转移。

记住，这些提示语仅做参考，你可以选择使用自己的语言，如实描述你的真实情况。

眉毛内侧：如果能够运动的话……

双眼外侧：我可以从中寻找到乐趣……

双眼下方：我很高兴了解到这并不难！

鼻子下方：真高兴，原来有这么多的运动项目适合我。

下　　巴：运动是我参与生活的方式……

锁　　骨：我正以轻松的方式对待自己的身体。

腋　　下：我会惊讶地发现，原来身体非常渴望运动！

头　　顶：我会惊讶地发现，身体正在享受运动的乐趣。

深呼吸，再次想象锻炼的情景。现在你感受到了什么情绪？从 0 ～ 10 之间为它打分。继续敲击，直到数值降至 3 分以下，即使这需要花费 20 分钟。同时感受你的疼痛，注意在敲击的过程中它发生的任何变化。

当你可以做过去无法完成的事情——锻炼身体时，可以用新的思考方式做事时，你就会自然而然地自我照护和自我接纳。接下来，你要开始建立超越疼痛缓解的新的愿景。

第 10 章

过一种健康、丰富、没有疼痛的生活

敲击疗法的最终目的不仅是缓解疼痛，还包括帮你以全新的心态前进，这将是一段旅程，如果你想要过上健康、丰富、没有疼痛的生活，就必须针对那些令人不满意的方面进行敲击，让自己从旧有模式中走出来，打造新的模式。

你压制什么，它就会变得更强，你抗拒什么，它就会继续存在。

《当下的力量》（*The Power of Now*）

专注于让自己感到快乐的事

你希望拥有怎样的未来？健康、丰富、没有疼痛的生活会是怎样？敲击疗法的最终目的不仅是缓解疼痛，还包括帮你以全新的心态前进，投身健康、丰富、没有疼痛的未来。

罹患慢性疼痛之前你喜欢做什么？哪些小事情可以帮你建立新的生活愿景？对萨拉来说，这些小事情包括遛她的狗泰格。“今天早上，我与泰格出去散步，但它又傻跑起来。为了追上它，我竟也在马路边跑起来。后来我想到，髋部真应该感谢我，因为通常在我跑步过后，它都会疼上好几个小时，甚至一两天。但这一次，因为之前做过敲击，竟感受不到任何痛感。因此我想，让我们再试一下吧。于是，泰格和我继续傻乎乎地在马路边跑着，而这对我来说，完全没有问题！”

这些能够带给你快乐的日常小事比想象中要重要得多。它们可以改变你的生理状况，让身体释放积极的荷尔蒙和化学元素，以帮助缓解疼痛。这是一种力量强大的疗法，可以为你与身体带来奇迹。只是与狗狗出去遛那么几步就可以改变萨拉的一整天，给她带来希望，开启她未来的、新的可能。尽管她认为疼痛还会回来，但经过敲击，疼痛并未复发。

那么，疼痛都剥夺了你的哪些日常快乐？拿出记事本，写下那些能给你带来快乐的简单日常小事。可以是一次户外散步、与宠物或孩子一起玩、演奏乐器、给喜欢的朋友打电话或你能想到的任何活动。

如果你做这些事情会让你偏离日常路径，有些不敢去做，那么，现在就开始做一些敲击。首先，从 0 ～ 10 为你的这种情绪和疼痛打个分，并将它们记录下来，然后开始敲击。

手 刀 点：尽管很担心又会像从前那样，但我还是接纳自己以及这些感觉。

手 刀 点：尽管到目前为止，疼痛仍然令我无法冒险或做出新的尝试，但我还是接纳自己。我宁愿相信我很好，没有问题。

手 刀 点：尽管我对于做出新的尝试怀有恐惧和异议，但我还是愿意试一试。

眉毛内侧：说服自己去做这些事情，我感到有些焦虑。

双眼外侧：如果我无法应对怎么办……

双眼下方：如果这种情绪太过强烈怎么办……

鼻子下方：人们对我的期待太高了……

下　　巴：我该怎样保护自己……

锁　　骨：如果疼痛回来了我该怎么办……

腋　　下：如果我做得太过分了怎么办……

头　　顶：疼痛消失后，我就要做出许多新的尝试，这让我感到压力很大。

眉毛内侧：这让我难以应付……

双眼外侧：太难了！

双眼下方：我做不到！

鼻子下方：风险太大了！

下　　巴：我根本无法应对！

锁　　骨：我选择记住……

腋　　下：我一直在成长和学习。

头　　顶：尽管这令人难以应付，但我已经学到了新的技巧，也拿到了新的筹码。

用心感受，注意自己的情绪反应，并在此为它打分。继续进行消极敲击，直到数值降至 5 分以下，接着开始积极敲击。在关注敲击过程中，你要关注疼痛是否发生了变化。

记住，这些提示语仅做参考，你可以使用自己的语言，描述你的真实情况。

眉毛内侧：当觉得难以应付时，我可以进行敲击……

双眼外侧：我学会了设定边界。

双眼下方：我知道，有需要时可以寻求帮助。

鼻子下方：我知道必要时可以拒绝别人。

下　　巴：我会聆听身体的语言……

锁　　骨：尊重和满足我自己的需求……

腋　　下：我已经做好准备再次掌控自己的生活！

头　　顶：现在，我信任自己的内在智慧。

完成敲击后，再次评估情绪的强烈程度。同样地，关注疼痛是否发生了变化。如果数值降至 3 分以下，你就可以从刚才列出的“美好事件清单”上找一件事情来做。

即使那件事只需要花费几分钟，但你还是要把自己的享受当作头等大事。

记住，有时候你能做的最好的事情就是停止关注疼痛，开始把注意力放在那些能让你感到快乐的事情上。

过一段时间，大脑就会接收到新的信息，明白你的快乐比疼痛更为重要。

有意识地关注并接受积极信息

朝着健康快乐的方向努力前进，远离疼痛和束缚的过程中，很重要的一点是，你要有意识地关注并尽可能接收积极的信息。做敲击练习时，你享受压力缓解和放松的感觉吗？更多地和爱你并支持你的人在一起，做你喜欢的事情，吃能提供营养和能量的健康食品，多花点时间锻炼身体。总之，尽可能经常地将注意力集中在你能做并且让你感到快乐的事情上。

在国际顶级畅销书《快乐的科学原理》（*The Science of Happiness*）中，作者斯特凡·克莱因（Stefan Klein）博士解释了为什么我们要有意识地关注积极信息：可以让身体免受危害，甚至还能刺激免疫系统。

敲击是一种有效的方法，可以让你更多地感受积极情绪。它能使大脑中的杏仁核（负面倾向产生的部位，总是处于高度警惕状态，不断搜索各种威胁）平静下来，并将积极的经历编入大脑。正如克莱因所说，训练大脑关注积极信息能够在两个重要方面为你提供支持。

> 快乐既是生活的目标，也是帮助实现美好生活的工具。消极情绪会对我们产生限制，而积极情绪则为我们提供更多选择。也就是说，快乐可以带来活力。
>
> 产生积极情绪并非巧合，而是正确的思考和行动的结果。现代神经学、古代哲学和佛学都认同这一概念。

好消息是，克莱因也指出，我们能够通过训练让大脑体验更多的快乐。

> 有两件事是必然的。第一，快乐情绪更多地依赖大脑的感知，而不是外部环境；第二，偶尔的努力对于改变我们看事情的方式是不够的。重构大脑，需要不断重复并养成习惯，而这反过来又取决于你为之努力的意愿。
>
> 当某件事有助于提升地位、发展事业、教育孩子时，我们就更愿意多做一些。而如果只是能够获得更多日常的快乐，我们便很难调动能量。快乐其实非常直接，"通往快乐的真正秘密在于决心、努力和时间"。在这一点上，科学的解释也是一样的。

因此，为了阻止积极的想法和体验就这样消失，我们每天都要做一些敲击练习。

即使疼痛已经得到缓解，也可以继续针对性敲击身体的美好感觉。站在阳光下敲击，让自己感受光和热给皮肤带来的美好感觉。停下来关注一朵花儿，细嗅花香，在敲击的同时，享受视觉与嗅觉上的美好体验。

刚开始，这个过程可能会让你感觉有些不适，甚至是反感。这很正常，毕竟你正逆着大脑的负面倾向行事。记住，你的目标并不是在事情糟糕时假装它很美好。你要做的是通过敲击清除消极想法，增加积极的部分，同时提升自己欣赏和感受积极想法的能力。在《重塑正能量》一书中，汉森博士这样写道：

> 倾向于事情好的方面时，你仅仅是承认、享受、加以利用，并没有否认或拒绝其他那些不好的方面。你已经知道整个真相，认识到自己、他人、世界乃至所有人可以共同创造的未来的好的一面，并且在选择这样做时就已经接受它。

因此，如果你感到疼痛，或与所爱的人吵了一架，那么针对事实以及感受到的愤怒和挫败感进行敲击。清除这些情绪后，感激自己敲击后感受到的冷静，以及其他积极想法或情绪。接着，再针对性敲击这些负面情绪和积极想法，让二者保持平衡。这相当于给积极的情绪一个可以长时间留存的空间。

尽管这听起来很滑稽，但它确实对于清除负面情绪非常有帮助。事实上，有些负面情绪已经深深植根于我们的文化中，只是常常被忽略。

回想一下，打开电视、登录电子信箱或浏览杂志时，你很少看到关于敲击疗法和医疗的广告，取而代之的全是保险、汽车、房子、啤酒、食物或服装的信息。不幸的是，我们每天看到的媒体都在利用恐怖的负面信息让我们相信，要花更多钱购买物品和服务才能获得快乐。这背后隐藏的信息就是，我们身处危险之中，生活还不够好。

打破导致慢性疼痛产生的模式，你需要避免受到这些负面信息的影响。每天，你都要努力让更多的积极信息进入大脑，它们可以来自你的生活、家庭或人际关系。做你该做的事情，让积极信息战胜消极的一方。

我每天都会这样做。除了敲击以外，我还要在平板电脑里下载最喜欢的精神领袖的音频课程。我一遍又一遍地听着，以此帮助自己将积极的能量和信息注入大脑和身体中。部分音频我可能听了不下500遍，而且极有可能再听500遍。它们让我积极正面，并在一个更高的层面上发挥了作用。

记住，在将更多积极影响带进生活时，并不存在所谓“正确”的方式。另外，强调积极信念胜过消极信念的过程，不一定会立即就为你带来巨大改变。

要想达到最好的效果，你可以试着置身于让你感到舒服的人群、场合、活动以及其他信息当中。同时，你要注意自己的想法以及情绪。尽可能频繁地针对消极的想法和情绪进行敲击，这样你就可以感受更多的美好，产生更多的积极思考。

尽量少做或别做的事情：

- 看电视；
- 八卦；

- 吃垃圾食品、腌制食品和糖；
- 吸毒；
- 抽烟；
- 只关注自己不喜欢的事情；
- 从不关注自己喜欢的事情；
- 长期不运动；
- 与充满负能量的人待在一起。

尽量多做的事情：

- 敲击；
- 让你感觉很棒的事情；
- 体育运动；
- 吃新鲜、健康的、能给身体带来营养和能量的食物；
- 关注身体里起作用的部位；
- 当你感觉很棒时，对这一刻表示感激；
- 多与喜欢并且支持你的人待在一起；
- 关注他人的优点；
- 阅读能够启发你的书；
- 听启发性的音频；
- 参加会对你有所启发的活动；
- 追求个人爱好和激情。

耐心一点，这需要时间

我一直在强调，使用敲击疗法彻底清除疼痛需要一个过程。如果敲击后，疼痛并未如预期般缓解，你可能会失去耐心或感到焦虑、挫败（对此进行敲击！）。

不论走到哪一步了都请记住，你已经花费 10 年、20 年、40 年甚至 60 年的时间形成了一种生理、心理和情绪模式，并由此罹患慢性疼痛。这些模式已经深深扎根于你的大脑、身体、人际关系与生活中，草草读一遍本书或者偶尔的敲击不太可能与这些模式抗衡。与这些模式抗衡需要经历一个过程，需要你花些时间。也许你需要多读几遍本书，或者继续坚持敲击，那么就去做吧。

正如我们所见，疼痛背后的问题是多层次的。敲击的过程就像剥洋葱，一次一层。如果你尚未实现疼痛缓解，或因为停止敲击、没有好好对待自己，疼痛再次复发，那么你很可能觉得，放弃比坚持或往前一步更容易。

可怕的是，潜意识也希望你停止追求疼痛缓解。它会告诉你，敲击对你并不管用，你也没时间、精力、金钱或自由去改变目前的生活。如果你想过真正想要的生活，就针对上面所有这些束缚性信念进行敲击吧。事实上，将敲击纳入日常生活也需要练习，下面是一些帮助你提醒自己的办法：

- 在浴室镜子上贴一张便利贴，写上“今天要敲击”；
- 在床头柜上也贴一张这样的便利贴；
- 在数码日历中写上你的每日提醒。

说到底，敲击是你的责任。你需要坚持这个过程，关注疼痛缓解、健康与安乐，即使在最想要放弃的日子里也要坚持下去。你需要不断向前走。在情绪低落的日子里，你也许会找到一万条足以说服你放弃的理由，但还是要坚决地朝着目标——缓解疼痛前进，并过上你想要的生活。

这就是你必须为自己和未来树立愿景的原因。如果最终目标仅仅是消除疼痛，尽管它也让人兴奋，却不足以打破旧有模式。除非怀有更大的愿景，想要拥抱所有可能性，否则你便无法摆脱旧有模式的束缚，而它们将再次带来慢性疼痛。

一名我跟踪、了解了几个月的患者曾表示，敲击疗法对她来说是有效的，但效果总是不持久。“情况发生了变化，这一点很好。”每天早晨，当她继续敲击时，疼痛便会转移到身体的其他部位，这是开始敲击前从未发生过的。通过敲击，她找到了疼痛背后的深层次情绪原因。后来，她又发现了新的原因，比如，对自己的超重与放弃事业的愤怒。

有时候，她仍在纠结是否应该继续敲击。“我心里有个声音，好像是来自 90 岁的自己。她回首一生说‘我已经做完了所有应该做的事情'，这让我感到愧疚。”她花了 20 多年的时间照料家庭，应对财务问题，为这些事情费尽心力却不知道怎样照顾自己。生活不断陷入困境，让她不堪重负，无法应付。

“但是，”她继续说，“我真的已经下定决心要变得更好，因此一直都没有放弃。我坚持敲击，要把这些坏情绪全部赶出我的身体。”

尽管经历人生的低谷，但她还是拒绝放弃。她决定克服所有来自环境、情绪、身体以及财务方面的问题。这才是敲击过程以及任何重要过程都最终所需要的东西。

奥普拉·温弗瑞（Oprah Winfrey）的故事就是非常棒的例子。奥普拉克服了难以想象的障碍，去追寻想要的生活。奥普拉的母亲在十几岁时未婚生下了她。从 9 岁开始，奥普拉就被包括亲戚在内的各种人虐待。尝试逃跑却失败后，她被送去青少年容留所，但因为床位不够遭到拒绝。14 岁的她开始独立生活，没多久便生下自己的第一个孩子。又没多久，孩子夭折了。这只是奥普拉曾经面对和克服的诸多困难中的一小部分。

路易丝·海的故事同样让人深受启发。她出生于一个贫困家庭，青少年时期经常遭受虐待。被诊断患有癌症后，路易丝采用了一种办法，在 6 个月内成功消除了癌症肿瘤。这个办法在她撰写的畅销书《生命的重建》中有详细介绍。

后来，在 58 岁时，路易丝创办了海氏出版社（Hay House）。这是一家出版人通过个人努力、白手起家达到行业领先地位的出版社。我的一系列书就是通过他们出版的。在我听说路易丝的故事时，根本想不到正在谈论的竟是帮助全世界上百万患者得以康复的伟大人物。

奥普拉和路易丝以及许多其他人，都曾经战胜难以想象的挑战，赢得生活与成功。此刻我并不是建议你开始改变世界或成为亿万富翁，我想说的是，你也许需要类似的努力，让自己从旧有模式中走出来，打造新的模式，缓解疼痛，恢复健康，实现生命价值。

这将是一段旅程，如果你想要过上健康的、没有疼痛的、丰富的生活，就必须针对那些令人不满意的方面进行敲击。你需要通过体育锻炼让身体更加强壮、健康，即使最开始时感到不舒服也要坚持。你要多吃新鲜的、富有营养的食物以照顾身体。另外，你也许还要在人际关系、工作以及其他不愿面对的生活方面做出改变。

想象一下，你的未来是什么样子的？

让自己向前迈进的一个重要办法就是关注你对未来的想象。现在，你已经读完这本书，并且带着希望进行敲击，那么，是否能为自己描画一个没有疼痛的未来呢？你是否能想象自己也实现了其他目标？达到了新的人生高峰？置身于充满爱与责任的关系中？坚持锻炼并保持健康？减重成功，开始梦想的事业？你真正渴望拥有的是什么？你是否真的全都实现了？

奥普拉讲过一个她与祖母的故事。奥普拉说，祖母一直把她当成小女孩，教她怎样制作黄油，祖母希望奥普拉有一天也能像她一样，做出自己的黄油。

奥普拉回忆说："当时还是小孩子的我是这样回答祖母的：'不，祖母，我不想做自己的黄油。'"即使年纪很小，奥普拉就已经对未来有了很大的憧憬。正是这样的憧憬帮助她在今后的许多年里，面临无数艰难的挑战仍能不断追求梦想。

问问自己：读完本书，并尝试缓解疼痛之后，你要对自己讲一个怎样的故事？每次敲击时，你是否会告诉自己"你正朝着没有疼痛的、健康的、丰富的未来前进"？还是说，你会告诉自己"疼痛永远不会消失，最终还是会回来"？

我们内心的认知具有非常大的力量，决定着我们是否持续敲击，是否好好照顾自己，是否更多地关注身体里认真工作的部位。只要你愿意相信，几乎任何事情都是可能的，包括永久地消除疼痛。

因为这种信念会带给你能量与动力，让你继续敲击、参与予你启发的活动，阅读具有启发性的书籍，去做任何使你感觉有活力、激发你超越眼前任何障碍的事情。

现在，我们开始做一些敲击吧。我们要打破旧模式，摒除束缚性信念，为未来描画更宏大的蓝图。

你认为打破旧模式，打造没有疼痛、健康的、丰富的未来的可能性有多大？从 0 ～ 10 为其评分，同时评估你的疼痛强度，将这两个数值写进记事本里，然后开始敲击。

手 刀 点：尽管我的旧有认知已经存在这么长时间，甚至成为我的一部分，但我还是选择相信现在的我比以前要好得多。

手 刀 点：尽管我仍会怀念过去那个带有疼痛与束缚的自己，但我已经准备向前走了。

手 刀 点：尽管不确定自己将会变成什么样的人，但我还是决定抛开这些过去，接纳完整的自己。

眉毛内侧：自我记事起，这个故事就开始了。

双眼外侧：我认为那就是我。

双眼下方：那是不好的我……

鼻子下方：发生了很多事情……

下　　巴：这个故事还没有结束！

锁　　骨：我要写下这个故事的结局。

腋　　下：我可以将它变成一个令人惊叹的故事……

头　　顶：变成一个关于治疗的故事……

眉毛内侧：一个关于探索的故事……

双眼外侧：或者关于新的开始……

双眼下方：新的可能性……

鼻子下方：我将是新剧本中的明星！

下　　巴：尽管剧本的前面几章很糟糕……

锁　　骨：但现在，这会是一个很棒的故事。

腋　　下：我的新剧本里充满感激……

头　　顶：充满奇迹。

眉毛内侧：现在，我就要编写我的新剧本了。

双眼外侧：我就是明星！

双眼下方：我就是制片人。

鼻子下方：我就是导演。

下　　巴：我是男主角（或女主角）！

锁　　骨：我选择在故事中展现自己最好的一面。

腋　　下：我就是自己要写的剧本。

头　　顶：现在，我写了一个很美的故事。

深呼吸，用心感受。现在，你觉得新剧本实现的可能性有多大？它与旧剧本之间又存在多大关联？从 0 ～ 10 分评估一下。继续敲击，直到你认为旧剧本的真实程度降至 3 分，即使这需要花费你 20 分钟。同样，记录疼痛发生的任何变化。

没有人能够完全依靠自己的力量完成任何事情，我们都需要别人的支持。录制纪录片，开创事业时，我寻求过许多人的帮助，包括我的导师以及朋友。他们都希望我成功，愿意支持、帮助我。不论是当下还是以前，要是没了他们的支持，我永远成不了现在的自己。

寻求帮助是你走向没有疼痛的、健康、丰盛的未来的关键，那些能够给予支持的人值得你花时间去寻找。许多参加过情绪释放研习班的学员都说，在研习班上遇到了对自己的疼痛缓解与生活重建非常有帮助的人。课程结束后，他们还通过脸书联系，继续在网上互动，相互支持，共同进步。关于寻求此类支持的重要性，我已经一再强调。

尤其当你是那种特别独立，总认为自己应该独自完成所有事情的人时，更应该后退一步，关注你本“认为”的这个观念，因为它很可能就是造成慢性疼痛的元凶之一。找到那些也在寻求健康安乐，并且希望互相帮助的人们，与之携手向前。即使只找到了一个愿意提供支持的人陪伴左右，你也会为将要发生的可能性惊叹不已。

扫除情绪障碍，让改变毫不费力

鲍比在情绪释放研习班结束 4 个月后，给我打来电话。当时在研习班上，她上台分享了自己的故事。5 岁生日时，父亲对鲍比说自己“宁可从来没有这样的女儿”，这让她非常伤心。鲍比告诉我，自从那次课程之后，她的生活发生了一些不可思议的变化，这让我感到非常高兴。

“首先，”鲍比说，“我的婚姻状况改善了许多。与你分享那段经历之前，我总是刻意与丈夫保持距离，因为我感受不到他对我的支持与理解。但自那天之后，我的注意力渐渐发生了转移，开始更多地关注他。几周后，在我们结婚纪念日那天，他表示自己注意到我对他有了更多的欣赏。我肯定了他的说法，接着与他进行了一次特别棒的交谈。我们之间的感情越来越好。现在，我真的很享受和他沟通，而不像之前那样总是想要回避。针对性敲击那段经历之后我意识到，我父亲说错了，他说没有人会爱我，但我的丈夫是爱我的。我的丈夫会做一些我父亲认为男人永远不会做的事情，他对我的爱和接纳证明了我父亲是错的。”

疼痛的原因往往很复杂，其影响也会很复杂，它不仅会让身体不舒服，还会在生活中破坏我们的人际关系。而疼痛背后的问题解决后，随之消失的也不仅仅是疼痛，还有那些一直阻碍我们的、被压抑的情绪和束缚性信念。清除这些问题并加以处理后，我们就可以轻松步入自己梦想的生活了。

“有很多人说我父亲是错的。”鲍比继续说，“这改变了一切，甚至包括我与儿子之间的关系。”第一次敲击前，她与小儿子之间的关系一直很紧张。研习班结束后，他们的关系彻底改变了，她开始欣赏儿子。“我们不再常常起冲突了，我们在一起时感觉很舒服。”

我为鲍比在交谈中表现出来的活力和兴奋感到惊讶。这是多么巨大的变化呀！讨论完生活状况后，我们终于谈到了她的身体。她告诉我：“我的左膝盖再也没有疼过。”左膝盖的疼痛可是伴随了她整整25年啊！在那25年里，疼痛几乎控制了她全部的生活。接着，鲍比补充道："现在，我只会在做运动时感觉到疼痛。"除了一些常规的体育锻炼，她还重新开始练习原来最喜欢的冬季运动项目，包括已经20年没有练习过的越野滑雪。

我为鲍比的生活在如此短的时间内发生如此巨大的变化而折服。"一切都变了，几乎不费吹灰之力，"她说，"我不再需要抗争。"那次研习班结束后，鲍比大概瘦了22公斤，不再吃糖，也很少看电视。鲍比表示，过去她总是坐在电视机前，作为一名观众"无所事事"。但现在，她正为考取按摩治疗师的执照而努力准备着。"一有时间我就读书，而不是坐在电视机前无所事事。"

因为有了这些新的能量和可能性，鲍比的事业上了一个新台阶。"这些变化都在不断累加，构成一个有机的整体。就在某一天，"鲍比又补充道，"我对自己说：'我已经做好准备去做我该做的事情了。我藏在岩石下面已经够久了，已经清除了能够清除掉的所有东西。现在，我终于做好准备继续向前了，我需要去做那些对人生真正有意义的事情了。'"

很快，便有一位患者愿意为鲍比提供场地，让她教授关于情绪释放疗法的课程。"我只是想将情绪释放疗法传播出去，越远越好。"在接下来的几年里，鲍比不停地讲课，与患者互动，不仅仅是通过按摩，还有敲击。

敲击疗法在每个人身上的效果不尽相同，我非常好奇其中缘由。我问鲍比，是什么让她发生了如此巨大的改变。她回答说：

“这就好像在玩多米诺骨牌，其中最中间的几块是我的父亲，以及他在我 5 岁生日时说的话。只要它们倒下了，其他的也会随之倒下，不费吹灰之力。”

最后，鲍比以自己的膝盖为例补充道：“我的父亲就驻扎在那个膝盖里。那天通过敲击，我将关于他的记忆都释放了出去，就好像链子也随之断掉一样。”

创建梦想生活的愿景，给自己一个更好的世界

你梦想的生活是什么样的？你需要做的就是开始建造梦想，并且在愿景变得更宏大时，继续添砖加瓦。拿出记事本，浏览之前写下的清单，看看那些日常生活中能给你带来快乐的小事。在按顺序敲击身体部位的同时读一遍这份清单。努力想象清单上的每件事情都在多大程度上能让你感到舒适，并不断回想这些经历中的快乐与积极情绪。一边继续敲击身体部位，一边问自己：“如果能过上梦想的生活，我还需要做些什么？应该做出哪些改变？”

如果有了想法，就把它们写下来。但要是什么都想不起来，你也可以写下你理想的生活，以及随着时间推移，这种生活将会发生什么变化。

作为敲击练习的一部分，你要开始不断想象这些愿景，想象你梦想的生活，没有疼痛的、健康、丰富的生活。在想象与敲击的同时，感受自己在梦想生活里的那种完美的感觉。在每

天的敲击练习中，除了努力清除压力和消极情绪之外，也要尽可能多地进行积极敲击。通过这种充满正能量的想象，增加身体的舒适度，同时为过上梦想的生活积累积极的动力。

每次与慢性疼痛患者在一起时，不论是在每周一场的广播节目，还是在电视直播中，我总是兴奋不已。因为我知道，毫无疑问，它一定能够有效缓解疼痛。一次又一次，我见证了那些曾经经受慢性疼痛折磨，被诊断患有严重的、难以医治疾病的人，获得了持久的疼痛缓解，治好了曾经死死控制着他们的生理上与心理上的创伤。

请庆祝每一次的进步，因为它们将成为一种动力，鼓励你坚持敲击，更好地照顾自己。即使你每天只能进步一点点，但3个月、6个月或者1年后，你还是会为生活中的变化所震惊。

此刻，我要赞扬你的勇气与责任心，以及为摆脱疼痛、恢复健康而坚持尝试各种缓解方案的坚韧信念。你能够抱有这种坚韧的信念，并且读完本书，本身就是一件了不起的事情，表现了你的过人之处。这些都说明了：你能坚持敲击，摆脱疼痛，过上梦寐以求的生活。

感谢你为了给自己一个更好的世界所做的努力。我非常期待听到你成功摆脱疼痛的消息，请将你的故事编辑成邮件发给我吧，我的邮箱是 Nick@TheTappingSolution.com。我保证，我会阅读每一封邮件。

保重，常联系!

THE TAPPING
SOLUTION FOR
PAIN RELIEF

结　语

帮助更多人告别疼痛与创伤，在敲击中恢复元气

我有幸从事关于情绪释放的工作，得以为那些最需要支持的人提供帮助。在情绪释放疗法基金会的工作是真实而有力量的。我从未刻意为组织筹集资金，却通过它帮助成千上万人走出了人生的晦暗时刻。反过来，这些经历又充实了我的人生。我想要与你分享基金会的故事。也许这个故事会让你意识到，以自己独有的才能为那些真正需要的人提供帮助将带来怎样的影响，并以此鼓舞你以一种全新的方式前进。

“你知不知道，我就住在纽敦镇。”2012 年 12 月 15 日，心理学家、情绪释放专家洛丽·莱登博士刚拿起电话，听到的就是我说出的这句话。就在前一天，家乡桑迪·胡克小学的 20 名学生与 6 名成人遭枪击身亡。从听到消息的那一刻开始，我就给

能想到的所有人打电话，希望与之商议看看我们能为这个社区做些什么。

讨论完当时的情况以及所有可能性后，洛丽与我制订了一个计划：将她几年来一直在卢旺达实施的公益项目“全球疗愈”（Create Global Healing）中应用的社区本位模式用到这里来。至今，卢旺达的公民仍无法从1994年那场长达百天的种族大屠杀（全卢旺达20%的公民遇害）的悲痛中走出来。灾难不仅给他们带来了类似创伤后压力心理障碍症那样长期难以疗愈的情绪创伤，更导致许多人常年被慢性疼痛折磨。

在卢旺达，洛丽与她的团队改变了成千上万人的命运。他们教会整个社区的人们使用情绪释放疗法，帮助其在实现持久性疼痛缓解的同时，治愈情绪创伤，鼓足勇气，重建家园。

就像上次电话里谈的那样，我们决定将情绪释放疗法带到纽敦镇，并在那里培训情绪释放专员。到时候，这些专员将与我们一起，帮助镇上所有人恢复健康。**刚开始，我们选择静心聆听人们的需求，并根据这些需求考虑怎样才能提供最好的帮助。我们想为人们创造亲身体验情绪释放疗法的机会，而不是直接将这种疗法强加到他们身上。**

通话结束后不到72小时，住在加利福尼亚州圣巴巴拉市的洛丽就与我一同抵达纽敦镇，观察那里举行的晚间葬礼和守夜活动。当时，洛丽向我表达了她的忧虑：“这是一种灾后治愈的新模式，我们必须看看，这里的人们愿不愿意接受。”

几分钟后，我们注意到一家商店的窗户上贴着一张字条，上面写着："我们都是桑迪·胡克人，我们选择的是爱。"这时，我与洛丽对视了一眼,发现彼此眼中满溢泪水。要做的事非常多，但直到那一刻我们才真正确定，自己到这里来是对的。

刚到纽敦镇那几天，我们一直忙于接听由志愿者或求助者打来的各种电话。之后的几周里，我们开始与许多社区居民共同开展一个培训项目，并在志愿者中培训出了24位情绪释放专员。这样做的目的是让他们有能力去帮助那些灾难受害者。并且，如果他们没有接受专门的训练就去从事这一类工作，自身也将受到负面影响。

通过那次培训，洛丽、我、我的妹妹杰茜卡、朋友亚历克斯以及其他参与项目的所有人，长时间的工作与努力终于得到了回报。我们在社区中培养起一群心理健康辅导人员，让他们运用情绪释放疗法帮助灾难受害者。

"他们简直太棒了！"洛丽看到这个24人的小组在纽敦镇所做的工作后惊叹道。在这一过程中，我们也引导被灾难惊扰的孩子们、学校管理人员、医护人员以及老师们使用情绪释放疗法。纽敦学校社区包括儿童与成年人在内大约有1万人，而我们的治疗工作仍在继续。"这座城镇正在恢复元气，"洛丽说，"这里有可能会发生一些神奇的事情，但这需要一定的时间。"

在最初的一年半里，基金会不仅在纽敦镇内产生巨大影响，而且迅速将正能量传递到了其他地区。作为基金会主任，洛丽还到过遥远的亚利桑那州、俄克拉何马州，甚至是菲律宾、利比里亚，为那里的自然灾害幸存者提供服务。此外，基金会也参与了一些商业活动，例如，与纽约交通运输部合作一个项目。

需要基金会提供支持的人越来越多。“由于资金问题，目前的局势已经不是我个人所能控制的了。”洛丽说，“不过，这种增长只是暂时的。我们正在推进一个专门为学校而做的实验项目，将来很可能会推广到全球。看到它在这短短的一年半里取得如此的进展，我感到无比兴奋！”

洛丽接着说 :“我总能在许多地方见证奇迹。仅仅在纽敦镇，我们就见证了如此多的奇迹。现在，我又见证了发生在美国其他地区以及全世界的奇迹。真的，此时此刻，任何事情都有可能发生。我们将团队命名为‘情绪红十字会’。 这真是一种令人难以置信的回报。”

对我来说,这是最有意义的工作。尽管很久以前我就了解到，情绪释放疗法在治疗创伤方面有着神奇的效果，我也知道，多年来，情绪释放疗法基金会一直在全球范围内积极活动，但从未想过，自己能在离家这么近的地方做这项工作。能为帮助纽敦镇恢复元气尽一份绵薄之力，能将这些重要信息传达给世界上那么多最需要它的人，我感到荣幸，也为自己感到骄傲。

现在，你是否想起哪些想做却还没做的事情？比如，想学的某门课程、某项技术，想从事的某门生意，想去的某个地方。你能否想象自己正在做这件事？如果有人问起创办基金会、投身情绪释放工作让我学到了什么，我会告诉他："这个世界需要我们每个人都将自己的才能贡献出来，尽可能以最真实的方式度过这一生。"

不论你渴望做什么，从现在开始，每天朝着梦想迈进吧，即使只能前进一小步也没关系。如果能坚持向前走，终有一天，你会被自己的成就与贡献所震撼。

THE TAPPING
SOLUTION FOR
PAIN RELIEF

致谢

我要感谢生命中那些伟大的人，是你们让本书的面世成为可能。感谢我的妻子布伦娜（Brenna），你让我每天都能拥有美好心情，能够坦然处理各种杂务。感谢亚历克斯和杰茜卡，你们越来越有趣、越有活力了，愿你们过上想要的生活。感谢我的父母亲，你们是世界上最慈爱、最有耐心、最智慧的父母，尽管我在 13 岁前并不这样想。

感谢卡伦、马拉凯、卢卡斯、奥利维娅、彭妮、泰勒一家以及其他许多家庭，你们是本书最早的读者。特别是艾莉森·泰勒（Alison Taylor），既然你的人生目标是看到自己的名字被尽可能多的语言印在书上，那我现在就帮你实现一部分，不用谢！

特别感谢埃琳·沃尔拉思（Erin Walrath），我非常珍视我们的友谊。在上一本书（《轻疗愈》）的后记中，我忘记提到她的名字，在此补上并致以歉意。我们的友谊货真价实。

彼得·马里亚诺，这里也有他的位置。尼克·波利齐和凯文·詹尼（Kevin Gianni），我非常感谢他们，也非常珍惜曾经那段互相帮助、互相支持的快乐时光。

感谢你，克丽丝·卡尔！谢谢你的商业建议，以及一路以来对我的帮助。同时，我也要祝贺你在《阿根廷人在纽约》（*Un Argentino en Nueva York*）里的精彩表现，那真是一部优秀的作品（如果你是克丽丝·卡尔的粉丝，或者对这部作品有兴趣，可以到 YouTube 上搜索）！

感谢海氏出版社这个大家庭。帕蒂，感谢你对我的信任以及支持。里德，能与你这样聪明的男士合作是我的荣幸，也感谢你的信任和支持。南希，我非常珍惜这段共事的时光，希望以后还有机会。劳拉，感谢你对本书的大力支持。当然，我还要感谢路易丝·海女士，是你让这本书的出版成为可能，谢谢你为世界带来了光明。感谢你一路以来的支持，你是我生活与爱的榜样。

感谢温德姆·伍德（Wyndham Wood），和你一起工作真的非常开心和荣幸。你是个充满智慧的人，我感恩生命中能够遇到你，谢谢。我还要感谢玛丽·艾尔斯（Mary Ayers）和米歇尔·波利齐（Michelle Polizzi），感谢你们对本书的大力支持。

感谢洛丽·莱登，谢谢你一直以来对情绪释放疗法基金会的非凡贡献。携手努力，我们将取得更伟大的成就！

感谢我的朋友们在情绪释放与个人成长团队中付出的所有

努力。埃里克·罗宾斯，谢谢你在工作中的出色表现；韦恩·戴尔、谢里尔·理查森（Cheryl Richardson）、马克·海曼（Mark Hyman）、丽萨·兰金（Lissa Rankin）、卡罗尔·卢克、林赛·肯尼、蒂姆·瑞安（Tim Ryan）、迈克·杜利（Mike Dooley）、道森·丘奇、戴维·范斯坦（David Feinstein）、斯泰西·沃恩布洛克，感谢你们对世界以及本书所做的巨大贡献。

感谢情绪释放团队，谢谢你们的支持与不懈努力，是你们将这些重要信息传达给了全世界。

感谢所有敞开心扉接受我的指导，并与我分享经历的朋友。在帮助你们的过程中，我也得到了提升。感谢电子邮箱中成千上万的联系人，尽管我对你们知之甚少，但还是被你们的支持所感动，同时也为你们对自己以及这个世界的拳拳诚意所折服。

感谢情绪释放疗法基金会，同时也向罗杰·卡拉汉博士、加里·克雷格博士、帕特·卡林顿博士的发现及突破表示最真诚的感谢与敬意。没有你们，这一切都不可能完成！

最后还想感谢的是我在这里忘记致谢的人们（最好不超过一个）。如果真有这样的情况，请接受我的道歉，我一定会在下一本书中补上！

GRAND CHINA PUBLISHING HOUSE

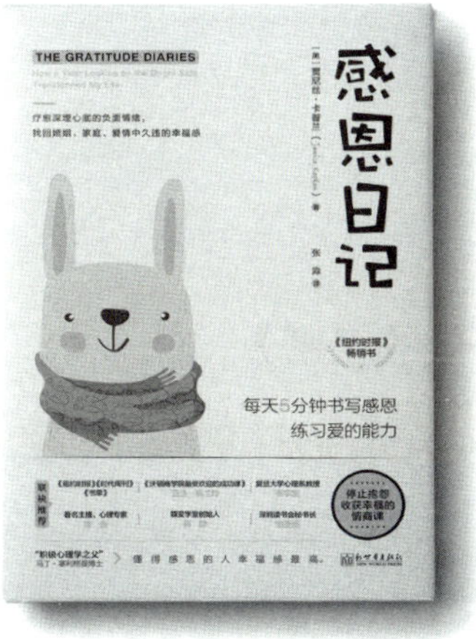

《感恩日记》

[美] 贾尼丝·卡普兰　著

张淼　译

定价：49.80 元

《时代周刊》评：媲美《向前一步》的必读书目
每天 5 分钟书写感恩，练习爱的能力

- 详细解析医学与心理学都在证实的甜蜜生活实践法
- 感恩是一种力量，它将使你享受生活，获得幸福，重新找回爱的能力
- 每天记录 3 件值得感恩的事，让抑郁不断减少，让快乐持续累积
- 内含休·杰克曼、马特·达蒙、丹尼尔·克雷格等好莱坞巨星的私家访谈
- 著名主播青音、关系心理学家胡慎之、复旦大学心理系教授张学新一致推荐